JN086369

日常診療における成人発達障害の支援
10分間で何ができるか

編

中村 敬, 本田 秀夫, 吉川 徹, 米田 衆介

星和書店

ま　え　が　き

　日常診療の限られた時間の中で，症状の評価や処方の説明以外に，広い意味での精神療法的アプローチを実施することはできないだろうか。こうした問題意識に沿って出版されたのが，『日常診療における精神療法：10分間で何ができるか』（2016），および『うつ病診療における精神療法：10分間で何ができるか』（2018）であった（どちらも星和書店）。シリーズの3冊目となる本書では，「成人発達障害の支援」をテーマに取り上げた。

　発達障害については既にさまざまな解説書があり，それらを繙けば専門外の精神科医も障害の特性を一応は理解することができる。けれども実際の診療場面では確信をもって診断をつけられないことも多く，また発達障害を念頭に置いて患者に接したとしても，コミュニケーションのずれが生じて医師の言葉がなかなか患者の心に届かぬうちに時間が過ぎていくという事態がしばしば起こる。そのような精神科医の一人として，編者も発達障害の人々との面接を軌道修正する必要があると感じてきた。日々の診療において彼ら／彼女らにどのような態度で接し，どのようなところに着目しながら会話を進めていけばよいだろうか。こうした問いを立て，発達障害を専門とする方々のさまざまな経験と工夫にその手がかりを見出し，読者と共有すること，それが本書を編んだ目的である。なお，発達障害の人々の困難を理解し，対話を通して心理・生活面の支援を行うことは広義の精神療法的アプローチと呼ぶこともできるが，障がいと共に生きることを援助するという本書の意図を明示するため，今回は書名にも「精神療法」ではなく「支援」という言葉を採用した。

　一冊の本をどのように読み進めていくかは，もちろん読者の裁量に委ねられている。それを承知の上であえて編者として一言させていただくなら，本書を手にした方々には，なるべくなら座談会の部分から読み始めていただきたい。この座談会は，本田秀夫氏，吉川徹氏，米田衆介氏という

発達障害の名だたる専門家に対し，筆者が専門外の精神科医を代弁して素朴な質問を投げかけていくという形で進行した。ご一読いただければ，成人発達障害，特に自閉スペクトラム症患者の診療の勘所——どこに着目して診断し，結果をどう伝えるか，生活上の困りごとにどう対処するか，どのように患者とのコミュニケーションを図ればよいかなど——が押さえられているため，一通りの整理がつくはずである。本田氏，吉川氏，米田氏には他の執筆者も推薦いただき，そのお陰で発達障害について造詣の深い18名の方々に執筆をお引き受けいただくことができた。いわば共同編集者の役割も果たしていただいた3氏には，この場を借りて改めて御礼申し上げたい。

執筆者の方々には，系統的，専門的なアプローチというより，ご自身の臨床経験から導かれた診療のコツを，なるべく具体的にお示しいただくようお願いした。幸い，寄せられた原稿はいずれも期待に違わず，日常診療に役立つ経験知を随所に見出すことができる。

本書によって，一般の精神科医やコメディカルの人々が発達障害の診療に抱く戸惑いや躊躇いを減ずることができたとしたら，これに勝る喜びはない。

出版に当たっては星和書店の石澤雄司氏，近藤達哉氏に多大な御助力をいただいたことを付記して，感謝の意を表しておきたい。

2020年1月

中村　敬

目　次

まえがき ………………………………………………………………………… iii

第1章　座談会　日常診療における成人発達障害の支援

中村　敬，本田秀夫，米田衆介，吉川　徹 ── 1

Ⅰ．発達障害との関わり　1
Ⅱ．発達障害の診断　6
Ⅲ．診断名の告知　10
Ⅳ．発達障害の人は生活上どのようなことで困っているのか　12
Ⅴ．孤立に対する苦痛への対処　14
Ⅵ．こだわり行動への対処　16
Ⅶ．職場における問題への対処　19
Ⅷ．具体的な助言は必要か　22
Ⅸ．発達障害の診察におけるコミュニケーション技法　23
Ⅹ．発達障害の人への投薬　25
Ⅺ．専門家から一般臨床医に伝えたいこと　27

第2章　生きづらさを軽減するための支援を工夫する

青木省三 ── 29

Ⅰ．はじめに　29
Ⅱ．出会いの瞬間に際立つ　30
Ⅲ．診察室と現実生活場面での乖離　32
Ⅳ．再来では，診察のかたちを決める　33
Ⅴ．確かな言葉のキャッチボールこそが，精神療法である　34
Ⅵ．生活場面を具体的に尋ねると，「困る」ことが浮き上がってくる　35
Ⅶ．好き，得意，仕事，趣味を尋ねる　37
Ⅷ．メモ用紙やノートを利用する　38
Ⅸ．行き帰りを尋ねる　39
Ⅹ．オモテとウラ　40
Ⅺ．社会の中の居場所を見つける　42
Ⅻ．おわりに……反応性とみる　44

第**3**章　成人期発達障害を診るコツと支援の在り方

　　　　　　　　　　　　　　　　　　　　　　　飯田順三 ── 46

　　Ⅰ．はじめに　46
　　Ⅱ．初診　47
　　Ⅲ．再診　54
　　Ⅳ．終結　57
　　Ⅴ．終わりに　58

第**4**章　大人の発達障害の支援：10分間で何ができるか
　　── SPELLの理念に基づく自閉スペクトラム症の日常診療 ──

　　　　　　　　　　　　　　　　　　　　　　　内山登紀夫 ── 60

　　Ⅰ．はじめに　60
　　Ⅱ．基本方針　61
　　Ⅲ．初診　64
　　Ⅳ．なぜ10分診療なのか　70

第**5**章　共感性と注意の問題を補うためのマインドフルコミュニケーション
　　── Loopingを中心に ──

　　　　　　　　　　　　　　　　　　　　　　　粳間　剛 ── 75

　　Ⅰ．はじめに　75
　　Ⅱ．初診　77
　　Ⅲ．Looping の背景にある認知機能と共感性について　79
　　Ⅳ．再診①：コミュニケーション指導・就労支援としての Looping 導入　82
　　Ⅴ．再診②：注意をコントロールするマインドフルネス訓練としての
　　　　　　　Looping 導入　83
　　Ⅵ．おわりに　86

第**6**章　成人の自閉スペクトラム症への支援・精神療法的な関わり
　　　　　　　　　　　　　　　　　　　　　　　大久保菜奈子 ── 89

　　Ⅰ．はじめに　89
　　Ⅱ．初診・初期対応（初診と 2 回目の診察）　90
　　Ⅲ．特性を伝えた後の診察（3 回目以降の診察）　94
　　Ⅳ．終結　98
　　Ⅴ．おわりに　98

第7章　重ね着症候群の日常臨床における診断と援助

───────────────────────────── 衣笠隆幸 ── 100

- I．はじめに　100
- II．10分間診察の一般的特徴　101
- III．成人の発達障害の全般の特徴　102
- IV．仮診断が一応ついたとき　103
- V．「重ね着症候群」の定義と診察　105

第8章　成人ADHD患者の治療について

───────────────────────────── 姜　昌勲 ── 114

- I．はじめに　114
- II．成人ADHD患者の診察パターン　115
- III．ADHDと確定診断をされた患者の，診療フォローパターン　116
- IV．初診でやるべきこと，気をつけるポイントについて　116
- V．再診での短時間精神療法を成功させるために必要なツール　117
- VI．インターネットを用いた補助ツール　117
- VII．一度の診察で質問は多くても二つ　119
- VIII．カルテの書き方　120
- IX．患者へのアドバイス　120
- X．薬物療法について　121
- XI．まとめ：10分間診療でできること　122

第9章　成人発達障害者を理解するために
── 10分間の診療でできること，できないこと ──

───────────────────────────── 齋藤　治，齋藤順子 ── 124

- I．はじめに：10分間という診察時間　124
- II．診察の流れ　125
- III．結語：発達障害者を理解するということ　136

第10章　成人の発達障害診療で気づいたこと・気をつけていること

───────────────────────────── 畠中雄平 ── 141

- I．はじめに　141
- II．発達障害の診察で特に心がけていること　141
- III．初診　142
- IV．再診　144
- V．その他に気をつけていること　150
- VI．終結　151

第**11**章　成人期の発達障害診断

原田剛志 ── 153

　Ⅰ．はじめに　153
　Ⅱ．アセスメントから治療までの枠組み　155
　Ⅲ．情報収集でのポイントと整理法　159
　Ⅳ．代表的な発達障害の特徴と行動特性　163
　Ⅴ．まとめ　167

第**12**章　外来診療場面における成人の自閉スペクトラム症者への対応
── 理論と一医師の実践 ──

広沢正孝 ── 169

　Ⅰ．はじめに　169
　Ⅱ．ASD者のこころの特徴を理解するための要点　170
　Ⅲ．日常診療で出会う患者の苦悩（状態）と対応のポイント　174
　Ⅳ．おわりに　180

第**13**章　大人の発達障害を診断することの意義と問題点

本田秀夫 ── 182

　Ⅰ．はじめに　182
　Ⅱ．大人の精神医学で発達障害はどのように取り上げられてきたのか　183
　Ⅲ．大人の症例で発達障害を診断することの意義　184
　Ⅳ．多軸的，階層的診断パラダイム　189
　Ⅴ．課題　191
　Ⅵ．おわりに　192

第**14**章　成人発達障害支援における「解説者」

村上伸治 ── 195

　Ⅰ．適応障害という形の発達障害　195
　Ⅱ．初診において　196
　Ⅲ．困りごとや得手不得手を話し合う　197
　Ⅳ．発達障害を本人が疑って受診した場合　198
　Ⅴ．診断とその告知について　198
　Ⅵ．グレーな発達障害　199
　Ⅶ．心理検査について　200
　Ⅷ．解説者　202
　Ⅸ．出力よりも入力　203
　Ⅹ．助けてもらう人生 vs 戦う人生　206
　Ⅺ．私的な支援　207
　Ⅻ．助け合う　208

第15章　日常診療における青年期〜成人期の高機能自閉スペクトラム症の非薬物介入

――――――――――――――――――――――――――――――― 山末英典 ―― 209

Ⅰ．はじめに　209
Ⅱ．診断　211
Ⅲ．併発症の評価　212
Ⅳ．検査　213
Ⅴ．説明　213
Ⅵ．職場への説明　215
Ⅶ．介入　215
Ⅷ．社会資源の活用　216
Ⅸ．おわりに　217

第16章　働く成人発達障害者の支援

――――――――――――――――――――――――――――――― 横山太範 ―― 220

Ⅰ．背景　220
Ⅱ．外来診療でできる働く成人発達障害者支援（初診時）　224
Ⅲ．外来診療でできる働く成人発達障害者支援（再診時）　228
Ⅳ．おわりに：成人発達障害とは何か　233

第17章　自閉スペクトラム症成人患者の外来精神療法

――――――――――――――――――――――――――――――― 吉川　徹 ―― 235

Ⅰ．はじめに　235
Ⅱ．初診　236
Ⅲ．再診　241
Ⅳ．ライフスタイルを支持する精神療法　245

第18章　神経発達の生活臨床と外来面接

――――――――――――――――――――――――――――――― 米田衆介 ―― 248

Ⅰ．はじめに　248
Ⅱ．情報処理障害と社会的能力　249
Ⅲ．神経発達の生活臨床　251
Ⅳ．神経発達の個人面接における態度の問題　257

索引　263

●座談会参加者および執筆者一覧●

【座談会】

中村　敬	東京慈恵会医科大学附属第三病院精神神経科
本田　秀夫	信州大学医学部子どものこころの発達医学教室
吉川　徹	愛知県医療療育総合センター中央病院
米田　衆介	明神下診療所

【執筆者】

青木　省三	公益財団法人慈圭会精神医学研究所
飯田　順三	奈良県立医科大学医学部看護学科人間発達学
内山　登紀夫	よこはま発達クリニック
粳間　剛	医療法人社団貴山会 柏駅前なかやまメンタルクリニック 医療法人社団敬智会 梶原病院内科・リハビリテーション科
大久保菜奈子	横浜市北部地域療育センター発達精神科 横浜市総合リハビリテーションセンター発達精神科
衣笠　隆幸	広島精神分析医療クリニック
姜　昌勲	きょうこころのクリニック
齋藤　治	立川パークサイドクリニック
齋藤　順子	立川パークサイドクリニック
畠中　雄平	琉球大学人文社会学部人間社会学科
原田　剛志	パークサイドこころの発達クリニック
広沢　正孝	順天堂大学スポーツ健康科学部
本田　秀夫	信州大学医学部子どものこころの発達医学教室
村上　伸治	川崎医科大学精神科学教室
山末　英典	浜松医科大学精神医学講座
横山　太範	さっぽろ駅前クリニック
吉川　徹	愛知県医療療育総合センター中央病院
米田　衆介	明神下診療所

第1章

座談会
日常診療における成人発達障害の支援

中村　　敬　（司会）東京慈恵会医科大学附属第三病院精神神経科
本田 秀夫　信州大学医学部子どものこころの発達医学教室
米田 衆介　明神下診療所
吉川　　徹　愛知県医療療育総合センター中央病院

Ⅰ．発達障害との関わり

中村　今回は『日常診療における精神療法：10分間で何ができるか』『うつ病診療における精神療法：10分間で何ができるか』に続く『10分間シリーズ』の第三弾として，自閉スペクトラム症を中心とした成人の発達障害をテーマに取り上げます。

　私は1982年に東京慈恵会医科大学を卒業してそのまま精神医学講座に入局しました。発達障害が改めて注目を集めたのは1990年代からでしょうか。精神科医になって10年ほど経った頃に発達障害に関するさまざまな知見が出始め，その概念も広がっていく中で，戸惑いながらも発達障害の人たちと接してきました。

　今日の日本の精神科医が行う日常診療は，医療機関によって幅があるとはいえ，5分から10分程度が平均的です。時間的制約がある中で成人の発達障害の方々に対して何ができるのか，日常診療において広い意味での精神療法的アプローチや心理的支援を具体的にどのように行えばよいのか。本日は発達障害の分野で高名な専門家にお集まりいただきま

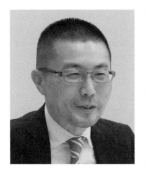

本田 秀夫

信州大学医学部教授。精神科医。
1964 年大阪府生まれ。1988 年東京
大学医学部医学科卒業。横浜市総合
リハビリテーションセンター，山梨
県立こころの発達総合支援センター
等勤務を経て，現在に至る。

したので，お話をじっくりと伺いたいと思います。まずは，自己紹介を
交えながら最近の治療のセッティングについてお聞かせください。

本田　私は 1988 年に東京大学医学部を卒業して，そのまま東大精神科で
研修をしました。当時の東大精神科の研修医は，1 年目か 2 年目のどこ
かで必ず小児部に入り，自閉症の子どもたちの療育グループで補助的な
役割を務める決まりでした。太田昌孝先生が小児部を率いていた頃で，
確か週 1 回，3 カ月くらいだったと記憶しています。そこで，重い知的
障害を伴う自閉症の子どもたちと接する機会があり，初めから発達障害
の洗礼を受けました。

　ローナ・ウィングがアスペルガー症候群の論文を出したのが 81 年で，
私が研修を始めた頃にちょうどウィングの論文が話題になっており，医
局のカンファレンスではアスペルガー症候群と思われる症例について議
論され始めていました。当時の記憶をたどると，発達障害を専門とする
人の中でも「これが自閉症の仲間のアスペルガー症候群ではないか」
「いや，神経症圏ではないか」と意見が割れていた覚えがあります。東
海大学の山崎晃資先生や梅ヶ丘病院の中根晃先生が小さい時に自閉症と
診断されていたと思われる人たちの大人の症例を紹介して，このような
ケースの中にアスペルガー症候群がいるのではないかと論文を書いた時
期でもあります。それが 90 年前後で，私が児童精神科に進もうと決め
た時期です。その後，小さい子どもの療育の分野に一貫して携わってき

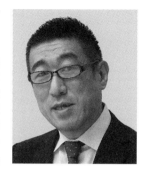

米田 衆介

明神下診療所所長。精神科医。1963
年東京都生まれ。1993年山梨医科
大学医学部医学科卒業。東京大学医
学部附属病院精神神経科，東京都立
松沢病院，東京都精神医学総合研究
所兼務研究員等を経て，現在に至る。

ました。

　患者さんが小さい時からずっと診ているので，大人の発達障害は「子
どもの発達障害が成長すると結果としてこうなる」という観点で診てい
るところがあります。今も大人の初診例を診る機会はありますが，現在
所属する信州大学医学部附属病院子どものこころ診療部では，基本的に
中学生までが臨床対象です。子どもを中心に診ている立場で，予約時間
は基本的に30分取っていますし，忙しい臨床というよりはややゆっく
り時間を取って診る方が多いかもしれません。大人の診察をする場合で
も，30分枠に多くても2人が限度でしたから，10分間で診るのは自信
がないかもしれません。

米田　児童中心で診ている先生は，時間を長く取っている方が多いですよ
ね。私は山梨医科大学（現・山梨大学）を卒業して，本田先生の5年後
の93年に東大病院の精神神経科に入局しました。当時，宮内勝先生が
運営されていた東大DH（デイホスピタル）でデイケアに携わる傍らで，
太田昌孝先生や金生由紀子先生に教えを受けて小児精神医学を志したの
ですが小児の臨床に専念できる環境がないこともあり，また「精神科医
としては何でもやっておかなくちゃだめだよ」と言われて，その後松沢
病院に移りました。松沢では亜急性期もやりましたがリハビリ病棟が中
心で，安西信雄先生の指導を受けながら統合失調症のリハビリテーショ
ンを担当しました。

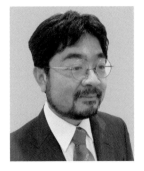

吉川 徹

愛知県医療療育総合センター中央病院。精神科医。1998 年名古屋大学医学部医学科卒業。愛知県立城山病院（現・愛知県精神医療センター），名古屋大学医学部附属病院親と子どもの心療科を経て，現在に至る。

　明神下診療所を開設したのは 2001 年です。東大の精神神経科小児部のセラピストたちが療育のグループを外部で始めることになったので，それに合わせて診療所を立ち上げました。当初は 2，3 歳の自閉症の子どもが中心でしたが，精神科としか看板を上げていませんでしたから次第に大人が来るようになり，さらに「おたくは発達障害が専門だそうだけれど，自分が自閉症じゃないか心配だから診てほしい」と訴える大人も来るようになりました。最初はさっぱりわからないので「神経症じゃないですか？」などと言っていた時期もありましたが，話を聞いて付き合っているうちに「この人がどうやらアスペルガー症候群なんだな」とわかってきました。そのような目で見ていると，松沢病院のリハビリ病棟から退院して外来にも通院し続けてくれていた方の中に，最初は統合失調症だとばかり思っていたけれど実は自閉症圏だった人を発見するようになりました。それから，知的に遅れのない大人の自閉スペクトラム症の図式が自分の頭の中でようやくはっきりしてきました。

　そうしているうちに，重い自閉症の子どもと知的に遅れのない青年期以降の方を同じ場所で診るのが難しくなりました。そういう事情もあって，2005 年頃に場所を移して 18 歳以上，主に 20 代の方を対象に就労を目的とした発達障害のデイケアを立ち上げ，10 年ほど続けました。ちょうど大人の発達障害が世間でも話題になった時期で，なんだかわからないけれどどんどん人が来てしまう，どうしようと思いながら一生懸

命やっていました。その後の世の中の変化として，さまざまな就労支援サービスが一般的に行われるようになりましたし，診療所で発達障害の精神科デイケアを一人で抱えてやり続けるのはなかなか大変なものですからデイケアは一旦閉め，現在は就労継続支援B型として，企業就労にすぐにはつなげられない人たちの居場所作りに挑戦しています。

吉川　私は高校生の頃から子どもの精神科医になりたいと思っていて，当時から児童精神科の活動が活発だった名古屋大学医学部に入学しました。全科ローテートの後，2000年に名大精神科に入局して，最初はやっぱり不登校とかを主に診たいと思っていたのですが，杉山登志郎先生に愛知県自閉症協会の夏休みキャンプに連れて行かれて，それが自閉症の子ども達に強い関心をもつきっかけになりました。その後2002年から勤務した愛知県立城山病院（現・愛知県精神医療センター）の児童青年のリハビリグループでも多くの発達障害の子ども達と接することになりました。2005年から関わり続けている愛知県心身障害者コロニー中央病院（2019年3月より「愛知県医療療育総合センター」に名称変更）には，強度行動障害を中心とした青年期，成人期の知的障害を併存する患者さんの専用病棟があります。こじれた時に何が起こってくるのかを見ることができたのが良い経験になったと思っています。2012年から発達障害者支援センターへの兼務も始まって，行政サイドからの見方を知ることができたのも良かったですね。

　現在，基本的に初診は子どもに限っているのですが，医療的な課題の大きい方については成人期までフォローしています。また強い行動障害がある方などの場合には成人期の方の初診を別枠でお受けしています。セカンドオピニオン的な診療になることも多いのですが，未診断例の場合，成人の確定診断の難しさに取り組む機会になっています。初診は子どもも大人も90分程度の枠をとっていますが，再診は基本的に10分枠なので，この本のセッティングに近いかもしれません。

Ⅱ．発達障害の診断

中村 先生方に共通するのは，早くから子どもの発達障害をご覧になって
いることですね。その後は成長した大人の発達障害の方や新規に来られ
た発達障害の方，あるいは違った診断がついていて改めて見直すと発達
障害として捉えた方がよいようなケースも随分ご覧になっているようで
す。

　さて，一般の臨床医にとって発達障害の診断は一つの壁です。発達障
害については，DSM のマニュアルを見てチェックリスト的に診断する
人はさすがに少ないと思いますが，幼児期からの発達歴を聞き，心理検
査も活用するとなるとかなり手間がかかりますし，発達障害と診断して
よいのかというためらいは，専門家でない限り常につきまといます。発
達障害の診断は専門の先生に任せるべきかと思う一方，専門の先生方の
予約を取るのはとても大変です。特に子どもの場合，診断をつけるのに
丸１日かけて行動観察をする医療機関もあると聞きます。成人の場合も
同様だとなると，一般診療ではっきりと診断をつけることなどとてもで
きない気がしてきますが，かといって専門の先生方にお願いするのも
ハードルが高い。このようなジレンマの中で一般の臨床医は診断をどう
すべきか，考えをお聞かせください。

本田 診断については，発達障害専門で昔から診ている児童精神科医の間
でも意見が分かれるところです。

　発達障害の診断基準は，自閉スペクトラム症にしても ADHD にして
も他覚的な行動で評価することになっています。診断は現在の症状と現
在に至る経過で診るのが原則ですよね。まずは社会的な生活場面上のさ
まざまな行動所見を取り，今の状態として発達障害の人特有の行動特徴
とそれに伴う社会生活上の支障がありそうだと当たりをつける。さら
に，ある時期から発病したように特徴が出てくるのではなく，昔から特

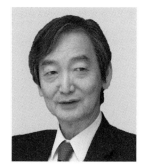

中村 敬

1955年東京都生まれ。1982年，東京慈恵会医科大学卒業。直ちに精神医学講座に入局し，主として森田療法に携わる。現在，東京慈恵会医科大学附属第三病院長，同大学森田療法センター長，精神医学講座教授。

徴の原石のようなものがあって，形を多少変えながらもその特徴が続いている証拠を押さえる。原則的にはこれらを踏まえて発達障害を診断します。

　しかし，発達障害の症状が表に出ておらず，一回会って少し話をしただけではわかりにくい人がほとんどです。また，大人の場合，過去の情報がどれほど確かであるかがつかみにくいことが多いのです。特徴がわかりやすい人には診断がつけられますが，最近は大人の発達障害を疑って受診されるケースで，表向きの症状が見えにくくなっている人が増えていますので，どこまでを発達障害と取ればいいのか，正直に言うと私も迷う時がしばしばです。

　DSM-5には，自閉スペクトラム症もADHDも症状と経過に関するA項目，B項目，C項目があり，Dの辺りに「そのような特徴によって何らかの形で社会生活上の支障を来す」と書かれています。私の場合はそれを逆手にとって，特徴としてはあまり強くはないけれど，発達障害特有の問題で困っているから診断しておいた方がいいと判断する時もあります。特徴があっても困らない人は病院に来ないわけですから，必ずしも生物学的な根拠ではなく社会生活上支障を来すと誰かが思っている場合には，やや広めに診断しています。

米田　大人になってから受診される方は，小さい時の情報が取りにくいです。「さっぱり覚えていない」「子供の頃の記憶がない」という人もいて

困ってしまうのですが「まあ，そう言わずに。小学校に入ったばかりの時，あなたはどんな人でしたか」と尋ねてみると少しずつ喋ってくれます。小学校入学時から順を追って「高学年になって周りがグループ化していった時にどうなりましたか」「中学校では何か楽しいことありましたか」「部活に入りましたか。入ったらどんな風になりましたか」などと聞いていくと「そういえばこんなエピソードがありました」と話し出してくれます。特に集団に入った時のエピソードから対人社会性を拾い出して所見に一致する症状を取っていきます。

　成人期に受診される方の場合，会った途端にわかるような非常に重い自閉症の人の場合のような強いこだわり行動はなくても，興味関心の限局性が生活の様々な局面に現れる時があるので，診断基準に照らしつつ症状を拾い上げ，揃った時点で診断をつけています。

　もちろん，その証拠集めをする前には一種の予断があって，話し方や感じ方やコンタクトの取り方，今の困りごととその困り方などが自閉スペクトラム的な構えであるところから直感的に判断しているのですが，直感だけではダメで，最終的には DSM や ICD といった診断基準に一致する証拠を拾い集めるプロセスで診断しています。

吉川　確定診断ということを考えると，大人の場合には子どもよりもむしろ時間がかかりますね。たどらなければいけない生育歴，生活歴も長いわけですから。90 分の枠に収まりきらないこともしばしばあります。

中村　先生方は成人発達障害の典型像のようなものを頭に入れながら，広がりとしてご覧になっているようですね。しかし，典型像すらピンと来ないような通常の臨床医の場合，生活上の困り方に特徴を見ることが診断の助けになるのでしょうか。家族に来てもらって幼児期の特徴を聞くことができなくても仕方がありませんか。

本田　私は家族が来られるのであれば，来てもらうように一度は促しています。無理強いはしませんが。

米田　私も「来られるなら」と伝えていますが，来ない人の方が多いです

ね。「郷里が遠方で来られない」「疎遠になってしまっていて交流できない」「親にばれたくない」などさまざまな理由で家族に会えない人が大半です。成績表や作文などが残っていれば持ってきて欲しいと頼んでも，結局は本人の話しか得られないことが多いです。第三者から情報を得るのは現実的には難しいですが，嘘をつこうとする患者さんはあまりいませんので，よく聞いてみるとエピソードはぽろぽろと拾えます。

吉川　確かに家族にはできれば来ていただきたいですが，難しいことも多いですね。また絶対に診断につなげたくないという思いで来られるご家族もいらっしゃるように思います。ご本人からしか話が聞けないときに，困りごとだけではなくて，それに対処してきた方法を聞いていくのがよい場合がありますね。いかにも自閉スペクトラム症らしい乗り切り方やADHDらしい工夫を聴かせてもらえることがあって，それも診断の手掛かりになります。その後の治療に応用していけることもあるので一石二鳥です。

中村　診断を厳密に確定するより，困り方の特徴の背後にグレーゾーンというか，ゆるやかな発達障害の傾向があるかどうかを吟味した方がよさそうですね。

本田　大人の場合，発達障害の特徴だけで受診する人はあまりおらず，その人が生活体験の中で培ってきた性格，あるいは抑うつや不安のような発達障害の特性では説明しきれない精神的な問題で受診される方がほとんどです。発達障害の特性による困りごとは部分的で，むしろその人全体のパーソナリティや困り方の中に発達障害で説明できる要素があると感じています。ですから，その人にとってどちらに重心を置いて説明するのが一番整合性がつきやすく，治療に役立つかを考えます。

中村　以前ならスキゾイド・パーソナリティ・ディスオーダー（schizoid personality disorder）やスキゾタイパル・パーソナリティ・ディスオーダー（schizotypal personality disorder）と診断したであろう患者を，今では発達障害的に診ることが多くなっているのではないかと思います

が，先生方は区別されていますか？

本田　アスペルガー症候群の論文が出た頃，スキゾイド・パーソナリティとアスペルガー症候群の異同に関する研究がありました。今はオーバーラップしているという認識を持つ人が多いかもしれません。スキゾタイパル・パーソナリティは，少し違うと思います。もっと統合失調症寄りだと思います。

吉川　自閉スペクトラム症の方に比較的多くみられる精神病様体験や短期間の統合失調症スペクトラム障害の評価が大切かもしれません。スキゾタイパルが統合失調症寄りというのはその通りだと思います。

米田　私の場合には，20年前には統合失調症の単純型あるいは寡症状型に入れていた人が，後々よく考えてみるとアスペルガー症候群だったという経験をしています。それで，かつて統合失調症を広めにとる傾向があった医局などでは，以前は統合失調症と診断されてきた方の中に，実は発達障害だった人がかなりいたと思っています。人格障害圏や神経症圏とされていた一部にも，やはりよく診たら発達障害圏だったというケースもあります。いろいろなところに分散して入っていたのが一つの枠に集まってきた印象を受けます。

Ⅲ．診断名の告知

中村　発達障害の診断は，どのタイミングでどのように伝えるのがよいですか。

本田　ご自身が発達障害を疑って受診されている場合は，白黒つける段取りが早い段階で必要になります。特徴が明らかにある場合は初診の段階で「検査を一通り行ってから改めて結論を出しますが，可能性はありそうですね」と言うかもしれません。

米田　私のところは，「発達障害が専門です」とことさらに宣伝しているわけではないので，一般の精神科の先生方からのご紹介であるとか，あ

るいはネットで検索などして一生懸命探して見つけてわざわざ来てくだ
さる方が大半です。自分は発達障害に違いないとかなり強く疑っている
人ばかりが来ますので，もしも本当にそうであれば告げてもあまり驚か
れません。話を伺って検査をした後で「やっぱりそうでした」という話
をすることが多いです。

吉川　私の場合は，受診される方はほぼ発達障害を念頭においてこられる
ので，初診でできるだけ診断をお伝えするようにしています。確定でき
ない場合でもその段階で，ものの見方や感じ方，考え方の特徴などに
ついてはお伝えして共有するように働きかけます。

中村　発達障害の上に不安や強迫，抑うつなどの主訴があって，治療して
いく中で発達障害の存在が浮かび上がってきた場合，どのように伝える
のが治療的でしょうか。ストレートに伝えた方がいいですか。

本田　他の問題を主訴に受診していて，本人は発達障害を想定していない
けれど，発達障害を考えて対応した方がよさそうな場合には，発達障害
と告げた後にどのような結果になりそうか，見通しがある程度つくまで
はしばらく慎重に対応します。家族にわかっていただいた方がよければ
家族に先に説明してから本人に言ってみるなど，いろいろなやり方を考
えます。

　本人が発達障害を全く想定していない方を診る時は，元々どのような
性格だったか，病前性格を聞いてみます。例えば，ADHD であれば「少
しそそっかしいところが生活の中でいろいろと見られますよね」とか，
自閉スペクトラム症であれば「一回こうとなったら頑固でこだわりが強
いところがありますよね」などと特徴レベルで確認して，ある程度コン
センサスが得られた場合に「このような特徴をまとめた考え方として発
達障害があり，小さい時からこのような特徴が見られた方は発達障害と
して理解した方がわかりやすいかもしれません」と伝えて，詳しく説明
します。

　大人の場合，発達障害の特徴があると自覚している人の方がはるかに

健康的な経過をたどることが多いと思います。対人行動が一番苦手なので，社会的な関係を客観視したり，つい言い過ぎてしまうのを抑えるのは難しいですが，自分をどこまで本当に理解できるかは別にしても，自分がこんな場面でこんな振る舞いになりやすいとか，こんなときにこうやって失敗しやすいなどと予想できると，生活の知恵が多少働くようになるのではないでしょうか。

中村 発達障害の人には，発達障害という名前を使って説明されますか？発達の凸凹というような婉曲表現は用いませんか？

米田 発達障害という言い方はせず，「あなたは自閉スペクトラム症です」「ADHD です」「自閉スペクトラム症だけれど ADHD 要素がありますね」と伝えます。発達障害という病名の説明はしません。

本田 私もそうです。

吉川 私も発達障害という表現は診察室の中ではほぼ使わないですね。使うのは制度の説明の時くらいでしょうか。

Ⅳ．発達障害の人は生活上どのようなことで困っているのか

中村 診断がついた後に患者さんを継続的に診察し，支援する中で，発達障害に共通してみられやすい生活上の困りごとがあるとすれば，具体的にどんなことでしょうか。

本田 個人差が大きいように思います。例えば自閉スペクトラム症の対人関係には孤立型と受動型と能動－奇異型がありますが，大人の能動－奇異型は余計なことを言い過ぎて周囲の顰蹙を買いがちです。本人にはあまり自覚がなく，最初は自身も困りませんが，周囲に引かれて孤立していると気づくうちに，なぜだろうと悩み出します。

　また，のめり込むとはまり過ぎて頑張り過ぎて突然燃え尽きることがあるので，最近何かに凝っているという話をされたら「また頑張り過ぎて燃え尽きないでね」とあらかじめ伝えます。

吉川　大きな困りごとになりやすいのはやはり周囲の人たちとのズレで
しょうか。本人の能力やスキルに関して，ものの見方や感じ方に関し
て，特にものごとの好き嫌いや動機づけに関して，本人の特性と身近な
人たちの見立てがズレていることが核心であることが多いように思いま
す。

米田　仕事の段取りをして物事を並列で進めるのに苦労している方が多い
です。指示の内容がわからないといった日々のコミュニケーションで
困っている人もいますね。「職場で挨拶とかちゃんとしているつもりな
のに疎まれている。何か悪いことでもしただろうか」という方もいま
す。まあ，大体何かしらやらかしてしまっているのですが。

　結局，その人の障害以外の部分での気質とか，いま暮らしている環
境，自閉症度の強さや知的レベルによって困りごとのパターンが変わる
ので種類が多くなり，タイプ分けして論ずるのは難しいところがありま
す。

中村　米田先生は生活臨床の経験をお持ちですが，生活臨床の観点から見
て発達障害の人たちの生きづらさの特徴はありますか。

米田　通常の精神療法は自己や自我を良くしようとしますが，生活臨床は
自己や自我を少し脇に置いてとりあえず生活を良くしようする考え方に
基づく方法論です。

　私は，発達障害の人たちが生活上どのようなことに一番困っているの
だろうと考えた結果，悪気がないのに人に疎まれてしまうことではない
かと思うに至りました。みなさん，一生懸命やっているのに，なぜか疎
まれてしまうし，なぜそうなってしまったのか自分ではわからない。で
すので，例えば職場で課長に怒られてしまった人がいたら「じゃあ職場
の図を書いてみて」「課長はどの席に座っていたの？　何をしていたの？」
「あなたはどこに立っていたの？　指で差して教えて」と当時の状況を再
現してもらい，本人の解釈を補助する形で課長が怒った理由について話
し合います。相手が怒った理由がわかれば，本人も納得して気をつけよ

うとするので，生活の場面を再現してどう認知したらうまくいくかを一緒に考えます。

　普通の精神療法的なアプローチでは尋問めいたことはしませんが，広い意味では生活臨床派の流れのバリエーションだと思ってドブ板的なことをやっています。

中村　限られた時間の中で扱おうとすると，一回の診察では一つの状況くらいに限定されますね。

米田　一回の診察で出来るテーマは一つしかないと教わってきたので，やはり一つだろうと思っています。今回はこの場面をやったから次回は別の場面を持ってきて，と伝えています。

中村　状況の解釈と同時に，より適切な行動を助言することはありますか。

米田　昔風の生活臨床は「具体的・断定的に，時を移さず」ですので適切な行動を伝えた方がいい時もありますが，相手を見てやり方を変えています。アスペルガー症候群の一部に，指示と違うことをやってしまうという，宮内勝先生が自己啓発型と呼んだタイプを認めるのですが，その場合，おかしい行動には首を傾げて，いい行動には軽くうなずくようにしています。

V．孤立に対する苦痛への対処

中村　孤立することへの苦痛を感じている人にはどのような心理的支援がよいでしょうか。

本田　典型的な自閉症の孤立型は孤立していても苦痛を全く感じませんから，孤立しつつも世渡り術がわかっていればいいと思います。

　一方で，職場に溶け込もうとして頑張って周りとうまくやろうと思っているのに，周囲の話が理解できなくて雑談に入れないとか，周囲に馴染めなくて疎外感を感じている人がいます。周りから見ると必ずしも大

きなトラブルを起こしていないし，大人しくてニコニコしていていい人だと思われているのだけれど，本人は周囲に馴染めなくて内面でものすごく困っている。そのような場合，職場なのだから仕事ができていれば基本的にはちゃんとした職業人として見てもらえるし，信頼関係もできるし，雑談が苦手だったらニコニコ笑っていれば大丈夫，雑談なんか無理して入らなくていいと言っています。発達障害の人も気が合えばある程度喋れる仲間ができるときがあるので，職場以外で気の合う人や同じ趣味をもった人を探せるように手伝います。

中村　職場での孤立に関しては，無理に人間関係を築こうとする，雑談をして溶け込もうとするより，しっかり仕事をすればそれでいいという考えですね。森田療法に通じる部分があります。

本田　そう思います。森田療法も生活臨床の考え方も非常に馴染みます。私自身は世渡り術を一緒に考えるようなやり方です。

中村　社会的に孤立しがちで苦痛を感じている発達障害の人たちは，表現型として社交不安症や対人恐怖症の診断をされることもあると思います。森田療法ではそういう人たちに「無理して雑談する必要はない。しいて言えば話し上手ではなく聞き上手で，一生懸命聞ければいい。それよりも目前のなすべきことをしっかりやって，仕事を通して周りの人たちとの関係を築いていけばいい」といった助言をするので，よく似ていると思いました。生活の具体的な場面を取り上げて何が問題だったのか，その時どうすればベターだったかを考えていくことは面接の大事な話題になりますね。

吉川　自閉スペクトラム症の方の場合，対人関係の中で「べきである」という理念みたいなものを，たくさん身につけてしまった方が一番苦しんでいるように思います。「友達を持つべき」「職場では仲良くするべき」「他の人と同じであるべき」とか，それまでの人生で見聞きしたり教えられたりしたことを，字義通りに相対化せずに受け容れてしまっていることがあります。孤立とは少し違いますが，苦しさの根っ子になってし

まっていることがありますね。

VI. こだわり行動への対処

中村　患者のこだわり行動が招く生きづらさや周囲との軋轢などは，しばしば目の当たりにされますか。

本田　発達障害の臨床で，私は実はこだわりを重視しています。診断も同様で，対人関係で悩んでいるだけではなく，何かしらの思考の固さを決め手にすることが多いです。こだわりとは，ものにこだわることや行動がパターン化することだけではなく，機転が利かない，執着してしまう，融通が利かないといったことを含めた「思考の固さ」です。

　私はかねがね「こだわり保存の法則」と言っているのですが，その人が持っているこだわりのエネルギーは形は変われども総量は変わらないと思っていて，どのようなものにこだわりを持つかによって生きづらくなったり，生きやすくなったりすると考えています。

　経験則ではありますが，生活が全般的にうまく回っていてストレスがない状態だと，妙なこだわりへの異常な執着が少なくなる気がします。ストレスが強くなってくると妙な対象にものすごく執着してしまって，頑なに動けなくなってしまう傾向があります。例えば，生活を前に進めていかない物事に強く執着したり，フェティシズム的なこだわりになってしまったりします。そのような場合，こだわり自体をやめさせるのは難しいです。異常なこだわりが目立つ時は生活全般がストレスフルな状態であると想定して，生活を改めて聞き直します。それでストレスの元を特定して対処して，結果としてこだわりが和らぐような対応をします。

中村　ストレス状況が改善すれば，こだわりの対象が困らないものに移行するケースがありそうですね。こだわり傾向自体が緩むこともありますか。

本田　あまりないと思います。健康的な自閉スペクトラム症のこだわりは，例えばマニアックな趣味などに行っている分，生活上のおかしなパターンはなくなってきます。私が診ている中で，幼児期から小学校高学年まで服と靴を一切変えずにサイズだけ変えて生活したという人がいました。親御さんが服と靴へのこだわりを認めたのです。すると，服と靴のこだわりは頑固に残りましたが，他の生活面ではいろいろなことに応用が利くようになった事例があります。

中村　全般的なこだわりではなく，ある対象についてはこだわり，ほかについてはさほどでもないという現れ方ですね。

吉川　こだわりはなくさずに，行動の動機につなげていくのが原則だと思います。ただでさえ興味・関心が広がりにくい人たちなので，せっかく「こだわる」ことができたのであれば，むしろそのこだわりを深めていって，その周辺に興味・関心を広げていく足がかりにしていくこともあってもよいと思います。

米田　自閉症の専門家は，こだわりと正面から戦わないことを最初に学習します。こだわりと正面から戦っても仕方がないので，全く関係のない行動を横からどんどん形成していくと，いつの間にかなくなっている事例をよく経験します。例えば，職場で特定の人への恨みを抱いて「アイツに一言言わないと気が済まない」と言う人には「それは言わない方がいいけど」とさらりと交わし，「それよりも会社でうまくやっていくのにこんな工夫をしたらどうだろう。その人とはしょうがないけれど，ほかの人とうまくいくようにやってみたら？」とやりとりしているうちに，特定の人について言わなくなってきます。

中村　森田療法は強迫の治療をよくやるのですが，強迫症状に対する葛藤がなく，行動が儀式化しているような人たちの中には発達障害が併存している人がいるようです。森田療法でも強迫的なとらわれの元になるエネルギーを方向転換させることがポイントなので，先生方がおっしゃったような，違った行動を促す，もしくはこだわりエネルギーを建設的に

発揮させることにつながると思いました。

本田 　強迫に関して，森田療法ではあえて曝露させて克服させるような治療をされますか？

中村 　生活を広げていく中でやるより仕方のない行動には踏み出すように促します。結果的には曝露療法と同じ意味合いを持つかもしれませんが，曝露自体を目的にするわけではありません。よりよく生きようとする希求にしたがって行動を広げることを目指します。

本田 　経験的に，自閉スペクトラム症で強迫症状を呈した人に曝露療法的なアプローチをすると大体悪くなります。仮説的な特徴ですが，自閉症の人は記憶力が良すぎるので，通常のトラウマ体験とは異なる些細な体験をフラッシュバックします。体験を色褪せることなく保持し続けるので曝露に慣れず，記憶が積み重なって却って消耗してしまいます。

米田 　いわゆる逆耐性現象ですね。悪い方にどんどん強くなる現象が起こりやすいようです。

中村 　こだわりが一朝一夕に緩んだり，すっかり他の形に転換することはないとしても，少しずつでも適応的な方向に変化しますか。

本田 　子どもだと比較的早い時期からいい方向に変化する場合が多い気がします。

米田 　こだわりの対象が変わることはあります。こだわりが趣味の領域に移れば本人にも社会的にも受け入れやすいと思いますが，全員がうまくいくわけでもないのでなかなか難しいですね。

吉川 　こだわりの中でも先ほど挙げた理念へのこだわり，私は理念への傾倒と呼んでいますが，これが強くなると適応や支援が難しくなる印象があります。「人間は働くべき」とか「自分の食いぶちを稼ぐべき」などと信じ込んでしまうと，就労移行支援が使えなくなったり，給料が高すぎる職場しか目に入らなくなったりします。「自立すべき」という信念も人の援助を拒む方向に向かってしまったりすると厄介です。

本田 　大人では進路の目標を妙に高く設定するケースをしばしば経験しま

す。例えば，学校の成績は悪いし，仕事もせず家に引きこもっている状態なのに，超一流大学を目指し続けている人がいますが，それもある種のこだわりです。でも，本人が外に出て楽しく過ごせる場を作れるようになると，面接のたびに「やっぱり大学行きたい」と言いつつも，実際には勉強するわけでもなく，気楽にテレビを見たりゲームをしたりする生活で，それなりに落ち着いてきます。ですから，自閉スペクトラムの方に関しては生活をちゃんと整えていくのが一番重要だという印象があります。

米田　生活を整える中で，社会とのつながりの程度をどうコントロールするかも重要です。社会とのつながりが大きければ大きいほどいいわけではなく，小さなつながりがある程度安定して存在しているのがいいようです。なんでもぐいぐいと押し込んで，人とたくさん会ってたくさんしゃべればいいかというとそうではなく，大体具合が悪くなってしまうので，その人が耐えられる量で一定の安定したチャンネルでどう社会とつながっているかだと思います。社会と全くつながらないとなぜか憂鬱になってしまったり，非社会的な考え方が増えてきてしまいますが，細いけれど安定したつながりを作っていくと日常生活の安定につながります。

吉川　本人のこだわりを少し相対化していけるとよいのかな，と思います。ただお説教しても論破しようとしてもこれはまず変わらないので，難しいですね。私は動機づけ面接のような技法がよいのではないかと思っているのですが，本人の持っている論理の力を上手く活かしながら，求める暮らしと実際の生活の矛盾を言語化していくような働きかけは悪くなさそうです。10分に収まらなくなってしまったりもしますが。

Ⅶ．職場における問題への対処

中村　職場では，会社の規則に杓子定規にこだわって周囲の不興を買う例

もあります。本人は確信を持って自分が正しいと思っているわけですから，その姿勢を緩めるのも難しくて本人も周囲も苦労するようです。職場での困りごとにはどのように対応するとよいでしょうか。

本田 本人を説得して緩めるようなことはしません。杓子定規に守ったらみんなが困るようなルールだったら無くていいわけですから，可能な限り会社の人と連絡を取って，ルールを無くすなどの対応をしてもらえるように話してみます。

　自閉スペクトラム症の人は何かをやり始めたら杓子定規に徹底してしまうのが特徴ですから，さまざまな条件や社会的状況を作る際に「もしこれを徹底してしまったらどうなるだろう」という視点をもつのが大事です。本人の特性より，周りを変える方が楽ですね。

吉川 主観的な出来栄えへの執着が問題になることもありますね。仕事の完成度はもちろん大切なのですが，それ以上に納期が重要だという職場も多いので。ここでも「仕事は完璧にすべき」みたいな理念を育てすぎないことが課題になってきます。

米田 職場には一般的に建前と本音がありますので，建前と本音を上手に使い分けて欲しい職場には配置しない方がいいです。「アスペルガー症候群の人は真面目だから経理が向いている。簿記の資格を取るといい」と考える人がいますが，経理というのは，いわゆる「鉛筆を舐める」ことを求められる仕事で，人の要求を察して時には黒いものを白く変える臨機応変さが求められる仕事です。表面上は立場をきっちりと守っているふりをして，実は建前と本音を使い分けるような仕事は合わないでしょう。もっとはっきりしていて，単純なことをしてもらう方が幸せになると思います。

中村 そういう職場や職種があるといいのですが，なかなか難しいところですね。

米田 何十年か前のように計算手のような仕事があって，手回し計算機で計算しているだけでご飯を食べられた時代ではありませんからね。現代

社会で正社員の仕事をするとなると，昔よりはるかにハードルが上がっています。

本田　今の会社の要求水準をそのままにして，発達障害の人を働けるようするのは難しい気がします。最近では，無理だったら正社員を目指さず，障害年金や生活保護を受給してもいいのではないかと思っています。それが困るなら，会社全体の仕事の要求水準を下げる方がいいのでしょうね。現代では，社会全体に「そこまで守らなくても仕事ができるんじゃないか」と思うような，妙なしきたりめいたものがたくさんある気がします。

米田　私は自閉症の専門家として「自閉症の人に合わせて社会が変わってくれないかな」と願ってきたわけですが，最近は悲観的になって，多少とも高度な人間社会は裏表や臨機応変や人の気持ちに応じてといったことをせずにはいられないのだと思うようになりました。普通の人にはさまざまな理由で矛盾したことをせざるを得ない状況があり，建前と本音のどちらかに揃えると組織が硬直化して回らなくなってしまう。食事もみんなでしなくていいと思うのですが，普通の人は一緒に食べないと寂しい気持ちがして，不安になって「もしかしたらあいつが裏切るかもしれない」とまで考えてしまうので一緒に食べずにはいられないのではないかと。自閉症に合わせた職場を作ると健常者の方が不健康になってしまう状況が想定されるので，どのような工夫ができるのか悩んでいるところです。

吉川　異動のメリットもデメリットも，人一倍大きくなると言えそうです。規模の大きな職場であれば，あわない部署からは早めに異動する，適応しやすい業務や部署が見つかったらできるだけ動かさないという方法もあります。ただこれができる職場ばかりだとよいのですが，組織によってはどうしても異動せざるを得ないことがありますね。

本田　都会は大きな規模の会社が多いので複雑ですよね。地方だと時々「そういう人たちはそういうもんだ」と割り切って雇用してくれる中小

の企業や事業所があって，意外に上手くいってるケースもあります。

中村　人手不足の状況ですから，「少々変わり者だけれども真面目なやつだ」と受け容れられる可能性はありますね。

Ⅷ.　具体的な助言は必要か

中村　発達障害の方のさまざまな生きづらさを支援するうえで，仕事の仕方や選び方など，かなり具体的な助言をされますか？

本田　求められたらしますが，基本的には助言はしません。経験上，助言を求めてこない人は何か言ってもピンとこない感じですし，滔々と話している時についうっかり「こうしたらどうでしょうかね」と口を挟んだ途端，「余計なこと言わないでください！」と反発されますので，相手が意見を求めたいのかがはっきりするまでは聞いています。

　　ただ，聞いているだけではよくわからないので話を整理していきます。診察室に備え付けのホワイトボードに「じゃあ，こういうことですね」と板書をしながら聞いていると，本人が話しているだけでだんだん整理されていって，納得して終わることもあります。視覚的に整理できますし，患者さんは板書の写真をスマートフォンで撮って帰りますね。

吉川　仕事の選び方そのものにはあまり助言しないですね。ただ「苦労してたくさん働いてたくさんお金を使う」のが似合うのか，「そこそこ働いてそこそこ使う」のが似合うのか，いっそ「働かずに入ってくるお金の範囲で暮らす」のが似合うのか。自分に似合う労働と消費の在り方を探すことはお勧めします。

米田　私は生活臨床派なので，受動型や能動型であって，自己啓発型でないタイプの方には具体的に助言しています。クライアント中心に考える人にとってはありえない話で異端なのですが，「これはどういう意味なんですか」「どうしたらいいんですか」と助言を求める人もいますので，求めてくるタイプには具体的な助言をどんどんします。

　一方，自分で発見したい人もいるので，その人には自分で発見できるように，気づかれないようにギリギリまでヒントをたくさん出して「あ，正解」と言って着地させます。

Ⅸ．発達障害の診察におけるコミュニケーション技法

中村　秘策はないかもしれませんが，知っておくと発達障害の診療に役立つコツがあれば，教えていただけますか。

本田　再診では「前回から今回までで，面白かったことや楽しかったことは何か」「困ったことはなかったか」この2つを必ずセットで聞いています。最初の頃は，診察は困りごとを相談する場だと思っていたのですが，そうすると困った話しかしないし，困りごとだけ話していても展開がなかなか見えません。本人も「ここに来たら困った話をするものだ」とパターン化してしまいます。本人が大変だと言う割に，家族は「最近調子がいい」と言うケースもあるので，楽しいことと困ったこと，両方話しておくとその配分で変化がわかると思います。

中村　なるほど，いいことを伺いました。短時間の診療の場で，精神科医は困りごとや問題点の解決にどうしても目が向きがちですが，面白かったことに関心を寄せて一緒に盛り上がるとか，共有できる時間と場があるといいかもしれません。

吉川　私も診療全般を通じて，「好み」と「動機づけ」の問題を常に意識しているかもしれません。あるものごとが好きなのか嫌いなのか，好きになってきているのか嫌いになってきているのか，毎日の暮らしのやりがいや張り合いになっているものは何なのか，自閉スペクトラム症やADHDの人たちではここが多数派の人たちとの大きな違いになってくるので，積極的に触れていきますね。同時に「疲れやすさ」も話題にできるとよさそうです。燃料補給と燃費を両方意識する感じでしょうか。

米田　中には，本人には何の悪意もないのですが，社会的道義的に考えて

普通は許されないであろうことを言ったりやったりする人がいます。悪意のない非社会性と言いますか。たとえば，本当に実行する人はまずいないのですが「『ウェーイ』と言う奴らは皆悪い奴ばっかりですから『ウェーイ』と言っている大学生は皆殺しにするといいと思います」などと平気で口にします。最初は戸惑い，試しに怒ってみせたこともありますが効きません。非人道的なことを言われると怒ったり，無理に説得しようとする方もいると思いますが，お勧めできません。「そんなことをしてはいけない」などと深追いして必死に説得すると，おかしい考えを強化してしまいます。非人道的な発言を気にせず，反応せずにやり過ごす力が大事です。非人道的な発言に対しては「それはちょっと違うんじゃないかな」と首を傾げるくらいにしておいて，あまり怒ったりしないで，「それはそうとあなたの生活はどうですか」と話題を変えるようにしています。

　話が少しずれますが，高次脳機能障害や脳損傷と同じような神経の問題であるという発想で客観的に見た方が，そのストーリーがなぜ起こるか理解しやすいと思います。一般の精神科臨床では傾聴して共感する訓練をされていますが，一方でこの人の神経はどうなっているのかという頭を持っていないと，発達障害は少しやりづらいかもしれません。私自身，重い自閉症児の療育と統合失調症慢性期のリハビリテーションに携わってきた経験が基盤になっているからかもしれませんが，面接自体は「そうだよね」「大変だよね」「つらいよね」とやりつつ，頭の中では認知的・神経学的に考えてその人の特徴を捉えています。もちろん，「あなたの神経はどうなっているのだろうね？」などと口に出すわけではありませんけれども。

中村　生得的な神経学的傾向，あるいは障害とみることによって，患者さんに対して心理的な距離を保てるかもしれませんね。

米田　そうかもしれません。ただ，一般的には水臭い，冷たい態度だと感じる精神科医が多いと思います。でも，神経学的な視点や水臭いものを

持っていないと，その人をうまく幸せにしてあげられないとも思います。だからこそその難しさがあるのですが。

中村　逆にあまりにも心因論的な理解に偏りすぎると，治療者がよかれと思ってアプローチしても，アドバイスは相手に届かないし変化に結びつかない。そんな時，治療者がだんだんイライラしてきて陰性感情を起こすことがありますが，神経学的な問題としてみると適正な距離を保ちやすいのかもしれません。

Ⅹ．発達障害の人への投薬

中村　薬を補助的に使う際には，投薬の仕方や薬の説明で留意していることはありますか。

吉川　感覚の過敏性に基づく興奮しやすさがある方の場合，環境の調整で対応仕切れないときは，少量の抗精神病薬を使用することはあります。自分の身体の変化に過敏な方と逆に鈍感な方がいるので，そこを評価しながら認容性を考えていくことになりますね。

米田　統合失調症として扱われてきていた人たちの中に発達障害の方がいます。誤って統合失調症と思われていて行動の問題があると，一般の精神科医が治療してあげようと思って抗精神病薬を山のように盛っていることがあるので，病状をよく聞いてよく確認して，統合失調症ではないと確信が持てるときは，わりと自信を持って薬の量を減らせます。

　　　自閉スペクトラム症には，イライラしたり本人も気持ちがつらい時に抗精神病薬を少量だけ使うと落ち着くと一般的に言われています。リスペリドンで0.5～2mg，アリピプラゾールで1～3mg，少量でよく効きます。頓用はこだわりになることがあるので，調子良い時も悪い時も毎日夕方に1錠飲んでくださいと伝えます。第一段階ではそれらを試して，うまくいかない時は次の手を考えます。

中村　選択的セロトニン再取り込み阻害薬（SSRI）のような抗うつ薬や

抗不安薬は使いますか。

米田　こだわりに対して SSRI を試してみた時期がありますがさほど効かないですし，稀に躁状態になってしまうことがあるので少なくとも単独では使いません。例えばパニック発作を合併していたら使うかもしれませんが，積極的には使いません。ベンゾジアゼピン系も場合によって脱抑制の問題が起こりますし，ベンゾジアゼピン系を頓服で出すと不安なときに大量に飲んでしまうので，極力出さないように気をつけています。

吉川　私もベンゾジアゼピンを新たに開始することはまずありません。始めるのはカタトニア症状が見られる場合のみでしょうか。

本田　私も全く同じです。ベンゾジアゼピン系を自ら始めることは皆無です。感情のコントロールが必要な場合はアリピプラゾールを 1mg，毎日飲んでくださいということが多いです。どうしてもイライラして感情がカーッとなる時はリスペリドン 0.5mg を頓用で重ねます。それで，飲み忘れるような声が聞かれたら，いざという時だけ飲むように切り替えます。

中村　アリピプラゾール 1mg は抗うつ作用の容量ですが，そのような意味合いで使っていますか。

本田　そういう場合もありますが，自閉スペクトラム症の場合，人によって怒りや興奮が抑えられる印象があります。3mg を使っていた時はイマイチだと思っていたのですが，1mg を使い始めたら意外といいと思う時があります。

米田　私もどちらかと言うと 1mg を使う方が多いかもしれません。統合失調症の感覚からすると，飲んでいないのと同じではないかと思いますが，自閉症は効き目が違うようです。昔，神経症圏の人にフルフェナジンを少量出すことがありましたが，似たような効き方をするのではないかと思います。

中村　過敏性を少し鎮める感じですね。

XI. 専門家から一般臨床医に伝えたいこと

中村　最後に，一般の精神科医が限られた時間の中で発達障害の人たちに心理的支援を行ううえで，ぜひ心に留めておいて欲しいことをお聞かせください。

本田　発達障害の人たちは人への共感性が弱いと言われている割に，実は共感して欲しいと思っている人が多くいます。ですから，本人の主張に心から共感できなくても「なるほどな」くらいは思う姿勢を見せていただけるとありがたいです。

　例えば，一般の人から見ると「なぜそんなことが楽しいのだろう」と疑問に思うような事柄を楽しいと言った時に，「どんなところが面白いか教えてくれますか」と話しかけたり，興味がない事柄でも少し面白がって聞く姿勢を示したりすると，信頼関係が少しできる気がします。私の場合，最近見て面白かったテレビやゲーム，最近出かけたことを話題にして診察に入ることが多いです。

中村　それによって面白いことに向かうエネルギーを促してあげる，助長してあげるという意味もありそうですね。

米田　共感には「私も同じだよ」という共感と，「私は違うけれど，そうか，キミはそうなんだね」という共感があると思います。前者にはなりにくいかもしれませんが，後者なら「へえ，なるほどね」と思えます。

　それと，今回の主なテーマは再診でどううまくやっていくかだと思いますが，根本的には初診の診断が非常に難しいです。本物とそうでないもの，何らかの発達障害かもしれないけれども自閉スペクトラム症でもないものなど，細かい見分けがなかなか難しいだろうと思います。

　例えば学習障害は，一般の精神科ではさほど注目されていませんが，最近は私の外来でも増えつつあります。学習障害は，自閉症の特徴もADHDの特徴もはっきりしないけれど生活がうまくいかないので，お

そらくかなり診断に迷うと思います。心理検査も必要になるので慎重に考えていただき，可能であれば，典型的でないものは公立病院・大学病院など心理検査も出来るところや，私共のような発達障害を専門でやっている方へ回していただき，典型的で自信が持てるところからやっていただけるといいかもしれません。

吉川 典型的なケースからというのは，確かに診療が進めやすいと思います。逆に典型的でない，発達障害自体としては重症でない方の場合，一見すると適応できそうに見える，できているように見えることがあります。そうした場合には「疲れやすさ」の部分，その適応を支えるためにどれほどの努力を必要としているかというところを評価していただけるとよいのかなと思います。「できるけど人一倍疲れる」というところを見過ごさないのがコツかもしれません。

中村 発達障害の診断や支援は難しいところも確かにありますが，先生方のお話を伺い，生活場面に目を向けてその人のこだわりをより健康な方向に発揮させていくという支援の勘どころがよく分かりました。それは必ずしも発達障害だけでなく幅広く使えるアプローチだとも思います。本日はとても勉強になりました。ありがとうございました。

第2章

生きづらさを軽減するための
支援を工夫する

青木 省三　公益財団法人慈圭会精神医学研究所

Ⅰ. はじめに

　私は，先達・先輩から伝えられ，自分の経験や同僚との話を通して形づくられていった実践的・実際的な精神療法を行っているものである。山下格 [13] が，日常診療においては「体系的な心理療法よりも，ごくふつうの臨床的配慮，あるいは常識的な診療が必要かつ十分であることが多い」と指摘しているが，この「臨床的配慮」こそがまさに求められているものではないかと考えている。配慮の一つとして，支持的精神療法がとても大切と考えているが，私にとっての支持とは，その人の生き方・考え方を変えようとするのではなく，「今，一生懸命に生きている，その人を支える」ものと考えている。「大変ですね……でも，よく頑張っておられますね」などと受け止められ，「誰かに，自分の苦しみがわかってもらえた」という体験を通して，人は支えられる。気持ちのゆとりができると，生き方，考え方を変えようという気持ちも少し出てくる。例えば，ケガをして血を流している人に，「大丈夫ですか」と声をかけ，ケガの手当てをする。このような「人としての自然な心の動き」が，支持的精神療法の基盤ではな

いかと思う。

　発達障害の患者さんにおいても，私が行っているのは広い意味での支持的精神療法である。ただし，発達障害の場合いくらかの工夫が求められると思う。言葉の聞き取りや状況の把握が苦手な人が多いので，それに対して支援が必要である。言葉での発信が苦手な人が多いので，言葉や意思を発信しやすいように支援が必要である。彼らの苦手をカバーしながら，やりとりしているとそこに浮かび上がってくるのは，一人ひとり少しずつ形は異なっているものの，仕事や学校や家庭などの社会の中での「生きづらさ」である。その生きづらさに対する共感と，少しでも生きやすくなるような支援こそが精神療法ではないかと思う。それは定型発達が多数派の社会の中で，少数派の発達障害の人が少しでも生きやすくなり，生きる場を見つけることへの支援ではないかと思う [1, 3, 4, 6, 10]。

II．出会いの瞬間に際立つ

　成人期の発達障害の患者さんは，初診の瞬間に，「初めての人」「初めての場」ということで不安と緊張が高まりやすい。「医師はどんな人なのか」「何を話したらいいのか」「相談するとはどういうことなのか」などさまざまな不安が生じて緊張し，主治医の質問や態度が読み取れず，返答に窮したり的外れの返事をしたりなど，発達障害らしさが際立ちやすい。不安と緊張のあまり，硬い無表情となり，動作も不自然となりやすい。

　最初の数分間のやりとりで，患者さんが，抽象的な言葉での会話ができるか，具体的な言葉での会話の方が話しやすいか，「はい」「いいえ」で答えられる質問がいいか，メモに書いたりするなどの視覚的な補助を入れた方がいいか，などを判断し，問診のかたちをその人に合ったかたちに調整していく。言葉をまったく発しない人もいるし，時には，哲学に近い，極度に抽象的な言葉を使う人もいるが，ポイントはその人の日常生活での困りごとを具体的に把握していく方向に話を進めていくことである。

　初診では，主訴から近い，予測しやすい質問をする。不眠であれば，寝つきにくいのか，目が覚めるのか，寝起きはどうかなどや，いつから始まったのか，毎日なのか，などを尋ねる。それから体調や食欲などに質問を移していくと，予測しやすい質問なので返答しやすい。大きく質問を変えるときは，「話が変わりますが……」と前置きすると，質問についていきやすい。自戒を込めてであるが，こちらの質問が予告なく飛躍すると，その時点でパニックが生じ，話が終わってしまうことさえある。受け取りにくい質問をして，混乱した相手を見て，発達障害と診断する，などということは，診療としては避けたいものである。

・初診の後半

　言葉を揃え，質問も予測しやすいものにすると，初診も後半になると，主治医の質問の意図が読めるようになり，「発達障害らしさ」が消えることも少なくない。特に，定期的に通院していると，主治医の質問や反応が予測できるようになり，不安や緊張が減り目立たなくなる。それが信頼形成への第一歩である。当たり前ではあるが，主治医への信頼が生まれると安心感が高まり，診察室での「発達障害らしさ」は消えやすい。しかし，他の医師が診察した時には，初対面なので緊張し，「発達障害らしさ」が際立ってくることがある。それが，診る人によって診断が異なるということの一因でもある。

　診察で主治医とコミュニケーションが取れ，気持ちが伝わり，不安や緊張が減るということは，治療関係としてはよい関係が結べているということである。信頼関係ができるほど，その人の「発達障害らしさ」は消える。特に患者さんと丁寧にやりとりをする主治医ほど消える。それこそが精神療法というものだと思う。

Ⅲ. 診察室と現実生活場面での乖離

　診察において「発達障害らしさ」が消えることはよいことなのだが，よく見てみると，診察室と現実生活場面での乖離が起こっている場合がある。診察室で発達障害らしさが消えたとしても，現実生活場面では発達障害らしさが現れるとしたら，それはどうなのか。そう考えると，現実生活場面の情報を得て，生活場面と診察室との乖離がどの程度かを知りながら，診療を行うことが必要と思うようになった。これまでは目の前の患者さんを診察するということが何よりも重視されたが，診察室だけではわからず，病院であれば受付や待合室での様子，会計や病院を出る時の様子など，複数の場面でも様子がわかれば非常に参考になる。また，いろいろな生活場面での患者さんの姿を教えてもらうことも，とても重要である。そういう意味で，複数の目を通す多職種連携や多施設連携の必要性を感じるようになったのである。

　私はよく「手を替える」という言葉を使う。昔，採血や点滴などをしていた際に，何度か注射針を刺してもうまくいかないとき，他の人に採血してもらうとうまくいくことがあった。発達障害圏の患者さんの場合，診る人が替わると，思わぬ姿が現れることがあり，それが理解や支援の助けとなることがある。だから，自分の診る目に自信を持ち過ぎないことが大切である。自分が診ているのはその人の一面であり，全部ではないと自覚し，自分以外の人の目に謙虚に耳を傾けることが，支援を意味あるものとする。

・「家での様子と違っていますか？」

　家族が付き添っているときには，「今日のご本人は普段の家での様子と違っておられますか？」とよく尋ねる。そうすると，しばしば「全然違います！　家では普通に話して，笑ったりしています」という返事が返って

きたりする。硬く表情のない本人に「緊張している？」と尋ねると，微か
に頷いたりする。家での姿を聞き，この無表情と硬さは診察室の緊張によ
るもので，場面によって和らぐことがあるとわかるとほっとするのであ
る。

　同様に，診察室で話し出すと，まったくまとまらなくなる方が何人かい
る。ご家族に「いつもそうですか？」と尋ねると，「先ほど行った内科の
先生の時には普通でした」などという返事が返ってきて驚くこともある。
私の質問の仕方や雰囲気が引き出しているのだと反省する。発達障害とい
うものは，その人の持つ固有な障害と考えやすいが，特に成人になって受
診してこられる発達障害の方たちは，人や場の影響をとても受けやすいよ
うに思う。硬い無表情は，その人の問題ではなく，自分や診察室が引き起
こしているのかもしれないと考えることも大切と思う。

Ⅳ．再来では，診察のかたちを決める

　前述したように予測不能な質問や展開は苦手なので，一回の診察を予測
可能にすることが大切となる。例えば，再来受診の際は，挨拶をし，この
間の変化したことなどの話題を一つ話し，挨拶をし終わりとする，という
パターンを作る。

　いろいろなことが心配となる人や話をまとめられない人の場合は，診察
時間が限られているので，相談する話題を一つとか，二つとかに絞ること
をお願いする。特に話をまとめるのが苦手な人には，挨拶の後に，「さて，
今日のご相談はいくつありますか？」と尋ねる。「三つ」という返事であ
れば，「二つ。時間があればもう一つということにしましょう」などと話
す。相談や心配を数で伝えるということ自体にも意味がある。また相談や
問題をリストにするというのは，いろいろな困りごとに圧倒されていた状
態を整理し対象化する第一歩である。たくさん困りごとがあるときは，大
変なものから１，２，３と順番をつける，着手するものから１，２，３と順番

をつけるなどは昔から行われていたものであるが，役に立つ場合が少くない。

V．確かな言葉のキャッチボールこそが，精神療法である

　精神療法以前の問題として，言葉のキャッチボールができているかどうかを把握することは大切である。ニコニコして頷いているが，話の内容を聞き取れていなかったりする場合もある。ボーっとした表情のときは，しばしば言葉が聞き取れていないか，他のことが気になったりして聞き取れていても頭に入っていないことが多い。言葉で説明するのが苦手で，話をまとめられないこともある。そんな時は，本人が前もって紙に書いて読み上げたりする場合もある。

　発達障害圏の患者さんの場合，言葉は予想以上に，人とつながるものとなっていない。言葉のキャッチボールがうまくできていないと，人の中にいても孤立しやすく，孤独を感じやすい。また，誤解を生じやすいし，しばしば被害的となりやい。情報もあまり入らず，状況も理解しづらい。診察室や面接室においても，この言葉のキャッチボールが大切となる。

・聞き方・話し方

　治療者が「聞く」ことの大切さは言うまでもない。その際には，相槌や合いの手，相手の語尾を継ぐことなどで，きちんと受けとめたというサインを送りながら聞くことが大切となる。特に話をまとめるのが苦手な人には，「僕は，このように理解したけれど当たっていますかね」などと質問することもある。質問によって話がまとまることは少なくない。

　しかし，自分から話す力の弱い人の場合には，治療者の方から「話しかける」ことも大切となる。自分から話すことはできないが，話しかけて欲しい人は少なくない。これは日常生活でも同様である。話しかけることが苦手な人は，次第に会話の輪から外れてしまいやすい。話しかけに反応す

るように話し始める人も少なくない。ある患者さんから「自分は話しかけるのは苦手なので，話しかけて欲しい」と言われたことがあるが，そのことを話したこと自体がとても意味あるものと感じられた。それだけでなく，話すのが苦手な人は，急かされると余計に話がまとまらなくなりやすいので気をつけたい。

　患者さんは周囲の人と，十分に言葉のキャッチボールができない孤独な世界に生きてきた。私は，大人の発達障害圏の方の場合には，言葉のキャッチボールをきちんと行うことが，人とつながるという感覚を育む，大切な精神療法であると思う。

Ⅵ.　生活場面を具体的に尋ねると，
「困る」ことが浮き上がってくる

　他者と関係を持つのが苦手な発達障害圏の人は，体験を共有する中で言葉を身につけていくことが難しい。そのため，言葉は独力で身につけていくものとなりやすく，同じ言葉でも内包されている意味が他者と異なるということが起こりやすい[12]。具体的な言葉は内包する意味が限定されているが，抽象的な言葉は内包する意味が曖昧で異なりやすく，日常生活で誤解や混乱を招きやすい。特に臨床においては，本人の言葉の内包している意味と，治療者や支援者の言葉の内包している意味とが異なる可能性を意識し，言葉の意味を擦り合わせることが大切になる。それだけでなく，自分の体験と言葉が乖離していて，体験を言葉で表現できないことも少なくない。そのため体験を明確に対象化できず，また他者と共有することもできなくなる。「つらい」「苦しい」「大変」などの，本来，治療や支援の関係を築く第一歩となる言葉が，本人の体験を表現する言葉と感じられず，「つらくはない」「苦しくない」「大変ではない」と否定されることもしばしばである。

　「困る」という言葉も同様である。日常生活上の「困る」を共有することから治療や支援は始まるが，「困る」の共有はなかなか難しい。本人が

「困らない」ときの支援は，一方向的なお節介なものとなりかねない。本人の「困る」という自覚の程度は人によって多様であるが，「困る」という自覚を大切に育むような支援が求められる。支援の目指すものは，日常生活上の「困る」ことが少しでも減り，本人が少しでも生きやすくなることであるが，その基盤として「困る」ことを自覚し他者と共有することが大切となる。

・日常生活を具体的に尋ねる

「何か困ることはないか」と尋ねても返事が返らない場合でも，生活を具体的に尋ねると，困ることが浮かび上がってくることがある。

ある人は，「仕事でお困りのことは」と尋ねると「困ることはありません」という返事であったが，「何時にご出勤ですか？」「何時に家に帰られるのですか？」と尋ねると，「早朝に会社に出かけ，深夜に帰宅している」ということがわかった。昼間の仕事時間は周囲の同僚の話し声や音が気になるために仕事ができず，誰もいない早朝の職場や，仕事時間終了後にファーストフード店で仕事をしていたのであった。別の女性も「困ることはありません」という返事であったが，「お昼の休憩時間は？」と尋ねると，職場や職員食堂で他の人と食事をとることができず，決して近くはないマーケットのフードコートで一人食事をしているということであった。二人とも「困っている」という自覚はなかったが，生活場面を具体的に聞いていくと「困っている」ことが浮かび上がってくる。

・困り感の違い

周囲の人が想像する「困る」と本人の「困る」は，しばしばズレている。例えば，親が入院し混乱した人の場合，親の病気や自分の将来の心配で困ったのかと思っていると，面会に行ったときに親戚や知人そして看護師さんなど，会う人の数が増えたことに困ったということがわかった。また別の人は，緊急電話を受ける担当に配置転換されてみるみるうちに元気

をなくしていったが，電話がたくさんかかり関係機関に連絡を取ることなどで忙しく困っていると考えていたら，よく聞いてみると，電話はほとんどかかってこず対応も簡単なものであることがわかった。いつかかってくるのかわからない（予測できない）状況が続く，ということに困っているのだとわかった。

Ⅶ．好き，得意，仕事，趣味を尋ねる

　苦手と得意は裏表一体であり，苦手を得意に反転できないか，と私はよく考える。例えば，人との交流が苦手な若者であれば，裏方の一人仕事になると力を発揮するのではないか。こだわりの強い若者であれば，変化の少ないコツコツ働く仕事で力を発揮するのではないか。注意が転導しやすい多動的な若者であれば，デスクワークよりも動きのある仕事で力を発揮するのではないか，などである。

・仕事と趣味
　障害があろうとなかろうと，人は皆，その人なりに，うるおいと楽しみのある生活を送ることを，そして平和に幸せに生きることを願う。治療や支援というものの最終的な目標もそこにあるのだと思う。成人になって受診される方々を診ていると，自閉スペクトラムの特性を持ちながら，その人らしく人生を生きている人たちに出会うことが少なくない。自閉スペクトラムとは，ある感じ方・考え方，即ちある文化をもった少数派の人たち[8]と考えると，その人たちの生きづらさだけでなく，楽しみや喜びをもっと教えてもらいたいと思う。私は，仕事と趣味を尋ねることが多い。仕事は迷い迷い話す人が多いが，自分が自信を持っている仕事の細部になると饒舌になる人が多い。趣味は，こちらが趣味に対して否定的ではなく，興味をもっていることがわかると饒舌になることが多い。その話を聞いていると，特性をプラスに活かした生き方が見えてくることが少なくない。

　私は「仕事は飯の種，こつこつと働こう。趣味を大切にして趣味人として生きよう」とか，「自分の仕事にこだわって，職人ぽく生きていこう」などと話すことがある。職人，趣味人の勧めである。地域には，自閉スペクトラムの特性を生かして，職人として生きている人が少なくない。彼らは，同時に趣味人でもある。それも私などの想像を超えた趣味の領域をもっている。今回は触れなかったが，歴史，天文，鉄道などという趣味の王道から，料理，編物，折紙，紙飛行機など，幅広い趣味がある。「仕事は職人，余暇は趣味人」として生きていけないか。一芸に秀でるとまではいかなくても，自分の仕事や趣味を大切に生きる。若い年代の自閉スペクトラムの人たちと出会う時に，年を重ねるうちに，職人・趣味人となり，特性が個性として輝くことはできないかと思い願うのである[5]。

Ⅷ．メモ用紙やノートを利用する

　頭に会話が残りにくい人には，私はノートを開き，患者さんにも見えるように，会話の大切そうなところを記録していく。書いていると，患者さんの目がノートに向き，私のメモを見ながら，話をするようになることもある。そして，ふとノートの一部を指さし，「やはり，このことが一番心配ですね」などと話したりする。ノートが一面になったりすると，大切に思うところを大きく丸い枠で囲んで，「○○さんの困っているということは，この三つのことですね」と整理してみたりする。ノートやA4の紙などを利用すると，向かい合って話す緊張が和らぐだけでなく，患者さんが自分の話したこととそのつながりを確認することができる。

　また，診察後に，何を話したか覚えていませんというような人には，目の前で書くというのがよい場合がある。当面の過ごし方などで気をつけてもらいたいことや，薬の変更などは，(1)，(2)，(3)と箇条書きで，メモ用紙に描いたりする。診察を終えた時に，ノートを写真にとっていいですか，メモ用紙は持って帰ってもいいですか，と言われることもしばしばあ

る。私は，「字がきれいではないので，読みにくいと思うけど，いいです
か」と言って手渡す。「これがあると，思い出すことができる」という人
が多い。また，大切なことを書いているときは，「僕も忘れてはいけない
からね」とコピーをとり，カルテに貼り付ける。言葉のキャッチボールが
形に残るというのは大切なことのように思う。

・配置図を描く

　話をまとめるのが苦手な人は，次々と人物が登場したりすると，聞いて
いて話がわからなくなる。そんな時は，例えば職場の話であれば，ノート
やメモ用紙に，本人の席，本人の周囲の人の席，本人にきつい言葉を話す
人の席，本人の相談にのってくれる人の席など，職場の配置図を，話を聞
きながら完成させていく。そうすると，出来上がった席表を指さしなが
ら，「この人の言うことや視線がきついと感じられるのですね……」など
と話すと，話がわかりやすくなるし，本人もややこしい困った職場状況を
伝えることができたと感じることができる。そして，その次の回も，その
配置図を用意しておき，「この人とのこと，解決しましたか？」などと尋
ねると，診察に連続性ができる。

Ⅸ．行き帰りを尋ねる

　診察室での緊張が非常に強く，わずかに頷く程度の寡黙な人もいる。い
くつか質問するが話が広がらないので，それだけではすぐに診察が終わっ
てしまう。そんな時，「今日はどうやってきたの？」としばしば尋ねる。
電車やバスだと，混んでなかったか，どこで乗り換えたか，などを尋ね
る。ルートの説明を聞いていると，その人の説明能力がわかるし，人のい
る電車やバスの中でどのくらい緊張するかなどもわかる。同年代への緊張
が強いと電車やバスはとても苦しいものとなるので，同年代の人の少ない
電車の時間帯に変えてみようかなどと提案してみる。嫌なものを避けなが

ら，目的を達するというやり方にも通じるものである。久しぶりに街に出ましたなどと聞くと，駅が新しくなったようだから，帰りに面白そうなお店に寄ってみたらなどと話してみて，興味の持ち方や興味に沿ってどの程度動けるかなどを知る。挨拶もそこそこに，「今日は，帰りにどこかに寄るの？」と尋ねる場合もある。

・地図を見ながら話す

　30代の青年に，「今日は帰りにどこかに寄るの？」と尋ねたら，しばらく沈黙の後，カバンから市内地図を出して広げ，あるスーパーマーケットを指さした。その店で買いたいものがあるのと尋ねたら，「（特別なアニメのキャラクターの）○○がついたお菓子を買いたい」と言う。以前，そこで地元では手に入らないお菓子を手に入れたことがあったらしい。ある時は古本屋を指さしたので尋ねたら，いい中古のゲームソフトがあったら買いたいという。そこの店に行くには，どこのバス停で乗り換えるか，その後，他の店にも寄るか，なども尋ねた。何に興味があり，どこに行って，何を買うか，どのように街を歩くのか，という話を聞くということを毎回繰り返していると，その人の興味や行動パターンが見えてくる。毎回のように地図を開いているうちに，会話も少しずつ増えてきた。本屋をはしごするルートを聞いていると，まるで青年時代の私と同じだったりして驚くこともある。

　診察室で広げた地図を介して，青年の訪れる店が広がり，彼の興味や世界が広がる。「この店から，あの店へは，どうやって行くの。歩くのは大変でしょう。暑いから気をつけてね」などと，街について話しているうちに，話題が少しずつ広がるのである。

X．オモテとウラ

　発達障害の人は，オモテ・ウラがなく，オモテ（建前）＝ウラ（本音・

本心）となりやすい。オモテがウラを護ることができないため，侵入的な言葉や態度にはオモテを閉ざして守るしかない。それが，硬い閉ざした表情・態度，すなわち「自閉」となる。だが，それは状況によって変わり，オモテもウラも開かれることもある。

　沈黙や硬い表情のウラにあるのは必ずしも不信とか拒絶とか陰性感情とかではなくて，極度の不安と緊張みたいなものであったりする。あるいはオモテに出てきている表情とウラの気持ちとか感情が非常に不一致な患者さんもいる。このようなことについては，既に土居健郎先生が統合失調症について考察されている[7] が，発達障害においても同様のことを感じることがある。

・オモテとウラを一致させる

　オモテ・ウラのない人たちに接するときは，治療者もオモテ・ウラのない姿勢や態度をとることが大事ではないかと思う。治療者にあまりオモテ・ウラがあると，あるいは曖昧さがあると，やはり読み取りにくくなるので混乱してしまう。時には恐くなってしまう。治療者のオモテ・ウラのない姿勢，オモテとウラを一致させるという態度は，患者さんにとって治療者を理解しやすいものとする。私は，発達障害圏の方にお会いする時には，自身のオモテとウラを一致させるように心がけている。

　もう少し，厳密に言うと，私たちは患者さんのウラの厚みに応じて，自分のウラを調節する，自分のウラの厚みを合わせていくようなことが求められているのではないか。

　ウラが薄い人たちにとってはできるだけオモテ・ウラの少ない態度が求められているのではないかと思う。

・脅かさない温かさ，穏やかさ

　治療者の，脅かさない温かさ，穏やかさのようなものが，すべての治療や支援に通底してあることが大事ではないかと思う。特にオモテ・ウラの

ない人たちは，自分を護るのが苦手で，とげとげしい言葉や雰囲気，嫌み
や不機嫌，そういうものが非常に身に堪えるように思う。自閉スペクトラ
ムの人のパニックや自傷は，周囲の物音や声など，とげとげしい雰囲気が
引き金になっていることがある。その人たちが抱えている，人に対する不
安や緊張が次第に和らいでいくためには，何か安全な温かさとか穏やかさ
というものが必要なのではないか。そういうものが，診療の雰囲気の中に
流れている，あるいは待合室の中に流れていたり，あるいは病院の中に流
れているということが，言葉以前に求められているのではないかと思った
りする。

XI．社会の中の居場所を見つける

　社会の中に居場所を見つけることは誰にとっても大切であるが，特に発
達障害圏の人にはとても大切なように思う。人と社会とつながりたいのだ
が，人と社会を恐く感じ，なかなかつながれず苦しんでいるのが彼らの置
かれている状況だからである。発達障害圏の人が居心地よく感じる居場所
は，定型発達の人が居心地よいと感じるのとは少し違うように思う。

　30代男性を紹介したい。これまで，いくつかの仕事に就いたが，いず
れも上司や同僚とうまくいかずトラブルが生じ，短期間で辞めていた。
「合わないと思ったら，すぐに辞めた」と話した。家庭内でも，些細なこ
とで荒れ，感情を抑えられないということで，受診になった。男性にはそ
のつもりはなかったが，男性の話し方や態度が無愛想で攻撃的なように感
じ取られたようであった。
　ある時，面倒見のよい親方に出会い，男性は電気工事を始めることに
なった。先輩の仕事を見て勉強するようにと言われたが，男性は電気工事
のやり方を独自に開発した。元々，手先は器用で，学校でも工作や技術は
得意で褒められていたという。同僚は，男性の仕事を見て「そんなやり方

があるのか！」と驚くという。男性はトラブルがあるとしばらく休むということが続いていたが，親方が粘り強く声をかけてくれて仕事を続けている。

　親によると「育てるのがすごく難しい子どもで，こだわりがすごく強く，幼い頃から，一人でいる方がよかった。突発的な行動が多く，思い通りにならないと不機嫌になった」という。

　話をしていると，夢中になっているスポーツが一つあった。比較的小人数で楽しむスポーツであった。男性は「合わないとすぐにチームを変える。今のチームの人とはよく合う」と話した。試合の後に一緒にご飯を食べたりするような仲の良いチームかと尋ねると，「ワシはそのようなチームは嫌い。今のチームは『集まって，試合して，終わったら帰る』それがいい」と話した。話を聞くと，男性とチームとの接点は非常に少なかったが，少ない接点で，チームに所属するというのが男性にはよかったのであった。

　彼にとっての，社会のなかの居場所の条件は，(1) 面倒見のよい「親方」がいる，(2) 我流ではあるが，「電気工事」という専門技術を身につける，(3) 最小限に人と社会との接点を持つ，というものであった。

　もう一人紹介したい。集団の中に入るのが苦手で，人と関わるのが苦手な自閉症スペクトラムの20代後半の女性に会った時のことである。人づき合いはほとんどないということであった。それで，今はどのように毎日を過ごしているのですかと尋ねたら，ジャズ喫茶にアルバイトに行っているということだった。「ジャズ喫茶って，大変じゃない？」と尋ねたら，女性は「私はジャズが好きなんです。それだけでなく，ジャズ喫茶は演奏が始まると話ができない。話していると音楽の邪魔になり，周囲の人から注意されるから，ほとんど話さなくてもいいんです。馴染みになって，挨拶をして，数言話す。そこで音楽が始まり自然に終わる。この感じがいいのです」ということであった。私はその話を聞いてとても感銘を受けた。

女性は人と話をするのは苦手で負担であったが，人が嫌いなのではなく，どこかで人を求め，人との接点を求めていた。ジャズ喫茶の中で，好きなジャズを聞きながら，人の中にいる雰囲気を楽しみ，人との深くならない交流を楽しんでいたのであった。

　社会性の障害というものは，人とつながるのが苦手というよりも，人と仲良くなりたいがうまくいかずに苦しんでいると理解した方がよい人が少なくない。そして，その際のつながり方の一つとして，人や社会との接点の薄いつながり方というものがあるのではないか。それを尊重し，社会の中にその人なりに居ることができるように配慮することが大切ではないかと思う。それはかつて中井久夫が述べた「世に棲む患者」[11]，神田橋條治の「適材適所」[9] に通じるものではないかと思う。

XII. おわりに……反応性とみる

　治療や支援には，
　　(1) 本人の変化を目指すアプローチ（精神療法や薬物療法など）と，
　　(2) 環境を本人に合わせるアプローチ（環境調整）と，がある。
　これまでの精神疾患の治療や支援は，(1) が中心であり，(2) は補助的な位置付けであったが，発達障害の治療や支援では，まずは (2) の環境調整を行うことが大切となる場合が多い。環境調整によって，心理社会的な負荷の軽減・消失を図るだけで，症状が改善する場合もある。しかしそれだけでは，新たな負荷によって再発する可能性はあり，経過の中で (1) の本人の変化，例えば，負荷への対処法，環境との折り合いのつけ方などを考えることも大切となる。また，心理社会的な負荷を軽減することが難しいときもあり，その際も，(1) の本人の変化が求められるようになる[2]。

　定型発達と自閉スペクトラムの差は，多数派と少数派という違いであり，多数派の社会に少数派が共存して生きるかたちを模索するのが (2)の環境調整であり，多数派の中で少数派が生きやすい生き方を身につける

（折り合いをつける）ことを模索するのが（1）の本人の変化と考えると，（1）と（2）の割合をどのようにすればいいのか，個々の患者さんに応じて考えることが，広い意味でも治療や支援ではないかと思う。

文献

1) 青木省三：ぼくらの中の発達障害. 筑摩書房, 東京, 2012.
2) 青木省三：反応性からみた大人の発達障害. 内海健編：発達障害の精神病理 2 星和書店, 東京, 2019.
3) 青木省三：こころの病を診るということ ― 私の伝えたい精神科診療の基本. 医学書院, 東京, 2017.
4) 青木省三：精神科治療の進め方. 日本評論社, 東京, 2014.
5) 青木省三：「趣味人」として生きる. そだちの科学, 31；88-91, 2018.
6) 青木省三, 村上伸治編著：大人の発達障害を診るということ ― 診断や対応に迷う症例から考える. 医学書院, 東京, 2015.
7) 土居健郎：オモテとウラの精神病理. 荻野恒一編：分裂病の精神病理 4, p.1-20, 東京大学出版会, 東京, 1976.
8) 本田秀夫：発達障害 ― 生きづらさを抱える少数派の「種族」たち. SB クリエイティブ, 東京, 2018.
9) 神田橋條治, 白柳直子：神田橋條治の精神科診察室. IAP 出版, 大阪, 2018.
10) 村上伸治：現場から考える精神療法. 日本評論社, 東京, 2017.
11) 中井久夫：世に棲む患者. 川久保芳彦編：分裂病の精神病理 9. 東京大学出版会, 東京, 1991.
12) 滝川一廣：子どものための精神医学. 医学書院, 東京, 2017.
13) 山下格：精神医学ハンドブック 第 7 版. 日本評論社, 東京, 2010.

第3章

成人期発達障害を診るコツと
支援の在り方

飯田 順三　奈良県立医科大学医学部看護学科人間発達学

I．はじめに

　知的障害のない発達障害の概念が登場してから，瞬く間に発達障害の概念は広がっていった。当初は主に児童期のアスペルガー症候群や注意欠如・多動症などが中心であったが，その後成人期にも注目が集まるようになった。そうなると成人を対象とする精神科医にも関心が持たれるようになった。多数の成人患者が発達障害を診療してくれるクリニックを求めるようになり，社会のニーズが高まるとともに一般のクリニックでも成人の発達障害患者を診療するようになった。

　成人を対象とする精神科医は当初は子どもの発達障害を診たことがないために，発達障害のイメージを持つことが難しかったように思う。しかし数年後には，杓子定規，場の雰囲気を読まない，字義通り，細かいことにこだわる，おたく，融通性に乏しい，全体をつかめない，感覚過敏があるなどの言葉で自閉スペクトラム症の患者をイメージするようになった。これは精神医学において大きなパラダイムシフトとなった。これまで診療していてもこの患者は一体何なのだろうかとよくわからずにとりあえず統合

失調症や適応障害という診断名をつけられていた患者に，新たな枠組みが与えられることとなった。そして自閉スペクトラム症と考えると納得できる患者がたくさん存在することがわかったのである。

　それはまさにボーダーラインパーソナリティ障害が登場してきたときに似た様相を呈している。ボーダーラインパーソナリティ障害という概念が登場した時には，多くの精神科医がそれに飛びついてボーダーラインの患者が一時急増したことがあった。しかしその騒ぎもしばらくすると落ち着き，最近は常に一定の割合で受診しているように思われる。現在の発達障害バブルともとれる状況もボーダーラインパーソナリティ障害と同じようにまた落ち着いてくるのであろうか。それとも現代の社会状況を考えるとますます増えるのだろうか。いずれにせよ，我々臨床精神科医は眼前の発達障害と思しき患者を丁寧に診察し，診断して，支援していく必要がある。

　本書のテーマは 10 分間で何ができるかという実臨床での工夫に焦点が当てられている。また発達障害と言っても自閉スペクトラム症，注意欠如・多動症，限局性学習症，発達性協調運動症，チック症などさまざまな種類があるが，本書では自閉スペクトラム症を中心に記述することが求められている。筆者は臨床において，初診は 1 時間，再診は 15 分の枠で診療を行っている。一般のクリニックより一人当たりの時間が少し長いかもしれない。それを踏まえて，筆者の実際の診療の仕方を述べながら，日常診療でどのようなことに気をつけて，ポイントを置いて診療しているかについて説明していこうと思う。

Ⅱ．初診

1．初診時の3つのパターン

　初診時の患者は，まず小児期に既に自閉スペクトラム症の診断を受けている患者とこれまで診断を受けていない患者に分けられる。診断を既に受

けている患者は，現在の症状が自閉スペクトラム症と関係があるかどうかを見極める必要がある。これまで一度も診断を受けていない患者では三つのパターンがある。第一に自ら自分は発達障害ではないかと受診する場合，第二に会社の上司や家族や配偶者から発達障害かもしれないから一度診てもらってきなさいといわれて受診する場合，第三にうつ状態や不安やひきこもりや粗暴行為などが主訴で受診の際は発達障害と思われていない場合がある。

　第一の場合はネットや書籍，あるいは家族や友人の情報から自己診断して受診してくる。この場合受診者本人は発達障害にのみポイントを置いて相談してくるが，我々精神科医は発達障害を含めて関連する種々の疾患を念頭に置きながら診察しなければならない。本人に発達障害の可能性もあるが，他の疾患の可能性もあることを伝えて，丁寧に症状を聞き出す必要がある。意外と発達障害であることは少なくて，強迫症，気分障害，統合失調症，パーソナリティ障害であることも多く，あるいはグレーゾーンであるが性格の範囲内であることも多い。

　第二の場合は本人は不本意ながら受診してくることも多く，なぜ自分が精神科を受診しなければいけないか納得していないこともあり，本人のみの診察ではほとんど情報が引き出せないこともある。具体的な困りごとを丁寧に聞き，受診を勧めた上司や家族がどのように言っているかについて訊くことになるが，それでも情報が取れない場合は次回は上司か家族と一緒に受診するようにお願いする。

　第三の場合は主訴の背景に自閉スペクトラム症が存在していることになるが，この場合はまず，主訴に関することを丁寧に聞いていく中で，うつ病や強迫症だけでは腑に落ちない，説明しにくいことから自閉スペクトラム症を考えることが多い。もちろん自閉スペクトラム症の特性が初めから顕著である場合には，その状態との関連性を念頭に置きながら診療することになる。

2. 発達歴を丁寧に訊く

　自閉スペクトラム症は概ね3歳までに発症するといわれているが，DSM-5では成人になるまで症状が明らかにならない場合もあるとされている[1]。しかし，やはり子どもの頃の状態を丁寧に訊く必要がある。

　乳幼児の頃は本人には記憶がないことが多いので聴取は困難であるが，母親が一緒に来院されれば以下について確認し，あれば自閉スペクトラム症を疑うが，一つだけあれば診断できるものではない。(1) 視線が合わない　(2) 親の後追いをしない　(3) 抱っこをするとき棒のようになって，あるいはそっくり返って抱きにくくなる　(4) 人見知りをしない　(5) 呼名に反応しない　(6) 指さしがない　(7) 人より物に興味を示す　(8) 寝つきが悪いか，眠りが浅い　(9) 癇癪をよく起こす　(10) 発達のマイルストーン（定頸3カ月，始歩1歳，始語1歳）　(11) 1.5歳，3歳検診時に指摘されている，などであるが，母子手帳があれば持参してもらうとよい。

　幼稚園時代になると本人も少しは記憶がある。(1) 一人遊びが多く，友人と遊びにくい　(2) ごっこ遊びが少ない　(3) 共同注意が少ない　(4) 気に入っているおもちゃを母親に見せようとしない　(5) 手に汚いものがつくのが嫌で，泥遊びや砂遊びができない　(6) ブランコ，滑り台，ジャングルジムなどの遊具で遊べない　(7) 絵を描いたり，ブロックをしていて親や先生がアドバイスをするのをとても嫌がる　(8) 運動会や発表会で皆と同じように参加できない　(9) 自分の思い通りにならないと癇癪を起こす　(10) 先生の指示に従えず，場面転換や移動ができないことが多い　(11) 園児同士の会話についていけない　(12) 勝負ごとにこだわり，負けるとパニックになる　(13) 予定の変更を嫌がる　(14) いつも同じ服，同じ道順，同じ場所など同じことへのこだわりがある　(15) 偏食が多い　(16) 下着のタグが気持ち悪くていつも切ってもらっている　(17) 花火の音や赤ちゃんの泣き声などが嫌で音に過敏である　(18) 視界に入るものすべてが気になる　(19) 恐竜博士といわれるように，あることに非常に詳しいなどがある。

　小学校時代では，(1) 学校で昼休み時間一人でいることが多い　(2) 行事に普通に参加できない　(3) 体育は苦手である　(4) 他人の気持ちを理解するのが苦手である　(5) いじめにあっていた　(6) 級友とトラブルが多かった　(7) 幼稚園時代の質問と同様のこだわりがある　(8) 感覚過敏がある　(9) 他人の発言を遮ったり，割り込んで発言することが多い　(10) 冗談が通じない　(11) 暗黙の了解が理解できず，臨機応変に融通が利かせられないなどである。他に，家族の中でその子だけ標準語を話す，言葉使いが妙に大人びている，字義通りに解釈する，ことわざの理解が困難，表情や姿勢が単調で不自然，規則を厳格に適用する，恥ずかしさや周囲の迷惑がわからない，対人関係で適切な距離が取れない，などがある。

　中学・高校時代になると，小学校時代の特性に加えて，自分は皆とどこか違うという違和感を持つようになることが多い。どうして皆の輪の中にうまく入れないのだろうか，皆と同じことで楽しんだりできないのかと悩む。場の雰囲気が読めず，相手の意図を読み取れないことを自覚するようになる。友人関係の会話での微妙な言い回しや婉曲的な表現が理解できない。皮肉や冗談が通じない。仲間から浮き上がらないように常に誰かの真似をするか，無口になり，目立たないようにすることがでてくる。

　成人になって受診する場合は子どもの頃の症状を訊きだすことは容易ではないが，幼稚園時代や小学生時代のことを思い出すことで，本人も現在の状態とのつながりが見えてきて「そう言えば，私は昔からこんな感じなんですね」と妙に納得することがある。過去からの積み重ねに現在があるという感覚を持てることがある。

3. 自閉スペクトラム症に関する現症について質問し，受け答えの様子を観察する

　発達歴を聴取しながら以下のことを観察する。(1) 単調な紋切り型の口調　(2) 視線が合いにくい　(3) 会話が一方通行である　(4) 他人の感情が理解しにくい　(5) 自分の気持ちや感情を表現できない　(6) ユーモア

や冗談が通じない，字義通りに受け取る　(7) 医師の説明を十分に理解できない，などである。

　また以下の症状がないか質問する。(1) 暗黙のルールが理解できない (2) 場の雰囲気が読めない　(3) 細部にこだわり大局的な視点が抜ける (4) 予定の変更が苦手である　(5) 規則に厳格である　(6) 興味の偏りが著しい　(7) 整理整頓が苦手で段取りが悪い　(8) 同時に複数の指示をこなせない　(9) 聴覚情報より視覚情報の方が理解しやすい　(10) 抽象的で曖昧なことを理解しづらい　(11) スケジュール管理ができない　(12) 時間管理が下手　(13) 運動が苦手で不器用である　(14) 感覚過敏がみられる，などである[2]。

　成人期になって顕在化する自閉スペクトラム症の特質は，心理的，環境的な負荷が加わったときに際立ちやすい。すなわち危機的なとき，緊張したときなどに自閉スペクトラム症らしくなる。危機や緊張のときが過ぎると，自閉スペクトラム症らしさが和らぎ，診断するに足る特質を示さなくなることも多い[2]。

4. 具体的な困りごとについて質問する

　発達障害は生活障害であるから，生活上の具体的な困りごとについて訊ねる。仕事がうまくいかないと言ってもどのようにうまくいかないのかを聞く。単純なミスをするのか，電話応対ができないのか，上司の言うことが理解できないのか，不器用で時間がかかるのかなど仕事の内容を具体的に聞きながら，どこでつまずくのかについて質問する。

　対人関係でうまくいかないと言ってもどのようにうまくいかないのかを聞く。上司から厳しくミスを注意されるのか，同僚との話題についていけないのか，皆から悪く噂されているように思うのかなどについて質問する。仕事上だけでなく家庭内の状況についても同じように質問する。

　そして主訴が抑うつや不安であればその症状と自閉スペクトラム症の症状が関連するかについて検討する。つまり抑うつが仕事や対人関係のスト

レスと強く関連していれば，その仕事や対人関係のストレスが上記の問題と関連しているかについて検討することになる。

5. 家族歴について質問する

　自閉スペクトラム症は遺伝率の高い疾患であり，これまで述べたことにあてはまる人が血縁者にいないか訊ねる。また他の精神疾患を罹患している人がいないかを聞く。

6. 必要最小限の検査をする

①心理検査

　1〜5までの診察で自閉スペクトラム症の可能性が考えられれば検査を行う。自閉スペクトラム症を念頭に置きながら鑑別診断にも有用な心理検査として，(1) WAIS-Ⅳ　(2) 人物画　(3) PF スタディを行う[6]。WAIS-Ⅳにてワーキングメモリや処理速度が低値であったり，言語理解と知覚推理の差が大きいことがある。また下位項目でのばらつきが大きいこともある。人物画では知的レベルが高い割には稚拙な画であったり，顔を描くことが苦手でのっぺらぼうな顔になっていることがある。PF スタディでは独特な会話を構成したり，他罰的であることがある。

②自閉症評価尺度

　自閉症症状の強度を評価する尺度として，(1) 自閉症スペクトラム指数（Autism-Spectrum Quotient：AQ）　(2) 対人応答性尺度成人版（Social Responsiveness Scale for Adults：SRS-A）　(3) 日本自閉症協会広汎性発達障害評定尺度（PDD-Autism Society Japan Rating Scales：PARS, パーズ）を用いる。AQ は 50 項目の自己記入式でカットオフ値は 26 点である。SRS-A は児童用 SRS を改定して成人版にしたものである。PARS は日本で開発されたものであり，幼児期 34 項目，児童期 33 項目，思春期・成人期 33 項目から成っていて，思春期・成人期のカットオフは概ね 20 点である。AQ と PARS を合わせて使用することが多い[4]。

　検査についてはあくまでもそれで診断するものではなく，補助診断とし
て利用すべきである。検査結果に囚われすぎないことも大事である。また
結果だけでなく，検査を受けている姿勢や態度が有用な情報をもたらすこ
とも多い。

7. 鑑別診断と併存症を同時に考慮する

　自閉スペクトラム症の鑑別診断として，(1) 注意欠如・多動症　(2) 統
合失調症　(3) うつ病　(4) 不安症　(5) 強迫症　(6) 解離症　(7) パーソ
ナリティ障害などがある。いずれの疾患も鑑別するうえで重要な疾患であ
るが，これらの疾患は自閉スペクトラム症に併存しやすい疾患でもある。
鑑別と併存の両方を念頭に置きながら，その患者を理解するうえで最もふ
さわしい診断を行うべきである。安易に併存とする前に丁寧に鑑別するこ
とが重要であるが，厳密に鑑別しようとしても困難なことも多い。そのよ
うな場合，その患者を理解するうえで了解しやすいことや今後の治療や支
援を考える場合に有用であることを考慮しながら診断することもある。

　併存症などを呈する契機は心理的・社会的な支援が失われる，仕事の内
容が複雑に変化し負荷が増加する，過剰な刺激や情報が与えられるなどの
環境の変化である。彼らを包んでいる保護的環境が失われるとき，精神障
害を発症することが多い。

　併存症として注意欠如・多動症は 40% にみられ，うつ病などの気分障
害は 50% 以上に認められる [3]。他者との関係性の中でコミュニケーショ
ンスキルなどの拙さから失敗を重ねたり，ときにはいじめの対象となり自
己評価の低下がみられ，抑うつ症状に発展することが考えられる。統合失
調症も 10% にみられるが [3]，自閉スペクトラム症の幻覚や妄想はストレ
スによる一過性の場合もあり，丁寧に鑑別する必要がある。

　初診においては以上の 1 ～ 7 の手順で行うが重要なことは初診での診立
ては絶対的なものではなく，2 回目以降の診察によって変わるかもしれな

いと考えること，また初診時にはあまり本人からの情報が取れないことも多いこと，検査はあくまでも本人が納得したうえで行うべきであり，強制的に行うものではないことを肝に銘じる。そして何より大事なことは2回目の受診をしてもらえるような関係を構築することが重要である。また検査は主に心理師が行い，予約制であるために結果がわかるまでに数回の診察を挟むこともある。

III．再診

1．希望が持てる告知をする

　成人においては診断が確定した時点で告知しなければならない。確定診断には至らない場合でも，主治医が考えている診断について説明すべきである。これは自閉スペクトラム症に限ったわけではない。診断を告知することはその人の能力の限界を示したり，レッテルを貼るためのものではない。診断はその後の支援に役立てることで意味がある。自閉スペクトラム症は生活障害であるので，症状が生活機能にどのように悪影響を及ぼしているかを説明する必要がある。本人は幼い頃からの問題なので，それが本人の個性のようになってしまい，症状とは切り離せなくなっていることも多い。

　また告知することによって，その人にある過去のつまずきと失敗の汚名返上になるようにしなければならない。つまり治療意欲が高まる告知にならなければいけない。しかし同時に，自閉スペクトラム症であることが免罪符にならないことも伝えるべきである。自閉スペクトラム症であるからこうなるのはしようがないという姿勢ではなく，環境にも配慮してもらうが自分自身も努力する姿勢が必要であることを伝える。

2．具体的に困っている問題について焦点を当てる

　自閉スペクトラム症は生活障害なので，具体的に生活するうえで困って

いる問題を挙げてもらう。そこでその問題に関して達成できそうな小さな
目標を立てる。そして次回にその目標を達成できれば褒めて自尊感情が高
まるようにする。常に丁寧に指導して生活支援を行うことになる。いわゆ
る認知行動療法的アプローチである。しかし毎回の診察で目標の達成度ば
かりに焦点が当てられると，窮屈な緊張度の高い診療になってしまうの
で，十分な支持的精神療法を同時に行う必要がある。

　また自閉スペクトラム症者は何とか自分を変えなくてはいけないと強く
思っている人が多いので，今のままでも十分いいところがたくさんあると
いうことを繰り返し伝えることも大事である。仕事の休憩時間に皆の輪に
入れないことを悩んでいる人には，休憩時間くらい無理せず，一人が気楽
であるならば一人でいていいのではないか。そのことで周囲の人はおかし
いとは思わないよと伝え，自分を追い込むようになっている思考を楽な方
に変えさせることも必要である。

3.　家族や会社の上司や同僚に来てもらい，環境を改善してもらう

　子どもの場合は診療に親や教師が入ってくるので，その子の状態を知る
うえで第三者の客観的な情報を得られるが，成人であると患者本人と主治
医の二人だけで診療が経過することが多い。患者の言っていることが客観
的にも事実であるか，一度は家族や会社の関係者に来てもらって確かめた
方がよい。患者が過剰に被害的に感じていただけで，会社ではよくやって
くれていると評価していることもあり，あるいは患者が問題にしている点
と会社が問題にしている点が異なっていることもある。

　そして何より，家族や会社に本人の特性を理解してもらい，環境の改善
を図る必要がある。本人の特性に応じて耳栓の使用や衝立の使用を許可し
てもらい，電話応対を減らしてもらい，作業を定型化して臨機応変な対応
が必要である状況を減らしてもらう。優先順位をあらかじめ決めておき，
判断を少なくしてもらう。指示は簡潔にしてもらい，書面や図などを使っ
て説明してもらうなどを会社に配慮してもらうことをお願いする。もちろ

ん現在は合理的配慮が法整備されているので，本人が直接会社にこれらの
ことを依頼してよいのであるが，医師からの話を聞くことで周囲の人の理
解が深まることが予想される。

4．自分取り扱い説明書を書く

　自閉スペクトラム症者も個々の症状や特性はさまざまであり一様ではな
い。患者全員が聴覚情報が苦手というわけではなくて，むしろ視覚情報よ
り聴覚情報の方が頭に入りやすい人もいる。感覚過敏の種類も個別で異な
り，こだわりの内容も異なる。そこで患者本人が自分の特性を理解して，
自分はこういう特性があるのでこのように対応してほしいという自分取り
扱い説明書が書けるようになることが大切である。その際に重要なことは
弱点だけでなく自分の強み，長所も記載することである。実は自分を客観
的に見る経験は意外と少なく，よい機会となることも多い。

5．ルールの矛盾に対するいらだちの際に丁寧な説明をする

　世の中のルールは常に幅があり，9:00 に始まると言っても，8:57 のと
きも 9:03 のときもある。そのルールの幅が自閉スペクトラム症者には理
解しづらくいらだつことが多い。ルールに幅があることを丁寧に説明する
必要がある。

6．暗黙のルール（自明の理）を説明する

　どの組織でも慣習的にその習慣が当たり前になっていてルールになって
いることがある。わざわざ口には出さないが，常にその方法で行ってきて
いることがある。その当たり前のルールを理解していないことでトラブル
になることがある。暗黙のルールの存在を説明する必要がある。

7．環境を構造化する[5]

　自閉スペクトラム症者は構造化することで生活がしやすくなることが多

い。

①物理的構造化

パーテーションで部屋を区切り，場所で活動がわかるようにしたり，周囲からの刺激を遮蔽して集中できるようにする。

②時間の構造化

スケジュールを提示して，今の活動はいつまで続くのか，好きな活動はいつあるのかなどの見通しをもって安心して活動に取り組むようにする。

③活動の構造化

するべき活動・課題を上から下や，左から右といった順番に，自立的に取り組めるようにする。

④視覚的構造化

聴覚的な情報処理が苦手な一方で，視覚的な情報処理が得意な場合は，視覚的情報処理を積極的に活用して環境を整える。

8．チーム医療・社会資源を活用する

成人の場合はひきこもりや就労についての問題が多い。ひきこもりの場合は精神保健福祉センターに相談する方法がある。就労に関しては発達障害支援センターや障害者職業支援センターなどで相談に乗ってくれる。その際に精神保健福祉手帳が必要になってくることもある。本人が一般就労を希望するのか障害者枠を希望するのかについても異なってくる。精神保健福祉士や心理師などともチームとなり生活を支援していくという視点が重要である。

Ⅳ．終結

自閉スペクトラム症について根本的な治療薬がない現在では，本人の困り感が減少し，併存していた精神症状が改善すれば，本人との話し合いで一旦診察を終了してもよいと思う。終了までには 2 週間に 1 回の診察が月

に1回になり，さらに2カ月に1回になるということになっていき，本人も診療の必要がなくなったと自然に感じられるようになったときが望ましい。ただ，症状は環境との兼ね合いでストレスが高じると再燃することは多いので，本人に困り感が出て，症状が出現すればいつでも受診するように勧めておくことが必要である。そのように気軽に困ったときに少し早目に受診することを繰り返すという方法もよいのではないかと思う。

V. 終わりに

　自閉スペクトラム症者は併存症がない限り，幻聴や妄想のような治療すべき明確な精神症状があるわけではなく，通常の生活に困っている生活障害である。治療するというよりは生活支援を行うと言った方が適切である。どのように生活すればストレスが少なく快適に過ごせるかをともに考えることになる。その際には環境を改善してもらうことも必要であるが，自分自身もその環境にどのように適応していくかを考えなければならない。そして彼らを支えるためには医師だけでなく，さまざまな職種と手を組んでチーム医療を行い，地域の社会資源となる施設を有効活用することが大切である。

文献

1) American Psychiatric Association：Diagnostic and statistical manual of mental disorders：DSM-5. American Psychiatric Association, Washington, D.C., 2013.（高橋三郎，大野裕監訳：DSM-5 精神疾患の分類と診断の手引. 医学書院，東京，2014.）
2) 青木省三：成人期の発達障害について考える. 青木省三，村上伸治編：成人期の広汎性発達障害. 精神科臨床リュミエール23, 中山書店，東京，p.2-16, 2011.
3) Hofvander, B., Delorme, R., Chaste, P. et al：Psychiatric and psychosocial problems in adults with normal intelligence autism spectrum disorders. BMC Psychiatry, 9；35-41, 2009.

4）飯田順三：アスペルガー症候群の診断と治療. 飯田順三編：アスペルガー症候群（高機能自閉症スペクトラム）の子どもたち. 合同出版, 東京, p.44-65, 2014.

5）太田豊作：アスペルガー症候群の治療と援助. 飯田順三編：アスペルガー症候群（高機能自閉症スペクトラム）の子どもたち. 合同出版, 東京, p.112-119, 2014.

6）太田豊作, 飯田順三：第 4 章診断面接の進め方. 神尾陽子編：成人期の自閉症スペクトラム診療実践マニュアル. 医学書院, 東京, p.31-37, 2012.

第4章

大人の発達障害の支援：
10分間で何ができるか

—— SPELLの理念に基づく自閉スペクトラム症の日常診療 ——

内山 登紀夫　よこはま発達クリニック

Ⅰ．はじめに

　筆者が発達障害専門の診療所（以下，当院）を開設したのは1997年のことであった。公的な資金が一切期待できない全くの民間診療所であったので最初から収益が上がる見込みはなかった。家賃やスタッフ経費を払うだけで手一杯であり文系の大学教員を兼務することで自分自身の生活費に充てた。さまざまな紆余曲折を経て現在（2019年）に至っているが，なんとか潰れずにやってこれたなというのが実感である。発達障害に関しても保険診療を巡る体制は多くの関係者の努力によって以前よりずっと整ってきた。それでも，発達障害臨床を保険診療で行うことが困難な状況は継続している。

　当院の歴史は，保険診療中心→自費診療中心→完全保険診療と変わってきた。現在の診療体制は保険診療で初診が1時間から90分程度，再診は10分で行っている。

　開設して20年経過し受診者の傾向も大きく変化した。「発達障害専門」ではあっても，児童専門とはせず当初から成人も診ることでスタートした

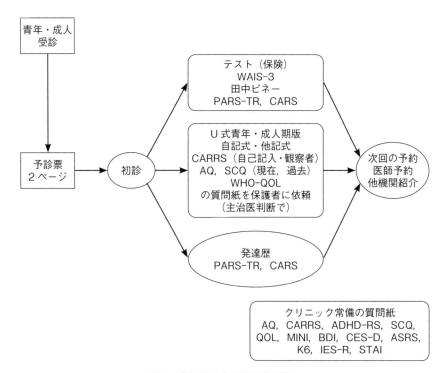

図1　青年期・成人期初診の流れ

こともあり，時間の経過とともに成人受診者の増加，特に他の精神疾患の
合併例が増加している。それに合わせて診療システムも変化してきた[5, 7)]
（**図1**）。

Ⅱ．基本方針

　筆者は自閉症でOK，注意欠陥・多動性障害（ADHD）でOKという立
場であり，治癒を目指しているわけではなく，生活の質（QOL）の改善
を目指す。そのためには患者の家族や勤務先の会社，在籍する大学などの
協力が必要である。患者，患者家族によっては薬物療法や行動療法による
「治癒」を求めていることもある，そのような場合は治療方針について説

明し，納得のうえで通院してもらうことになる。以下，筆者の経験が自閉スペクトラム症（ASD）に偏っているため，ASD を中心に述べていく。

1．SPELLアプローチ

発達障害で OK とは言っても，何も支援をしないわけではない。筆者は英国自閉症協会（National Autistic Society）の SPELL という理念に共感し，その理念を日常診療にも取り入れている。SPELL は Structure（構造），Positive approaches and expectations（肯定的），Empathy（共感），Low Arousal（穏やか），Links（つながり）の 5 つを示す。表出言語を持たない重度の子どもの療育も，大学生や一般企業に就労している高機能成人のカウンセリングや就労支援にも SPELL の理念が適用される[6]。

SPELL は ASD には ASD 特有の特性と支援ニーズがあるという認識から出発している。

① Structure（構造）

予測可能であること（見通しがあること），理解可能であること，安心できる環境であることが重視される。情報を整理し混乱を最小限にした環境を設定する。治療者を含めて周囲の人も情報を発信する環境である。ASD の人は視覚情報の処理が聴覚情報処理より優れている。例えば，あらかじめ予定をメモなどで視覚的に提示すれば，見通しが立つし，苦手な聴覚に頼らなくて済む。当院では設計時から診察室やフロア全体の構造化を行った。

② Positive approaches and expectations（肯定的）

診療は肯定的な雰囲気で行う必要がある。治療者が威圧的に見えるような態度は禁物である。患者の訴えが奇妙なものであってもまずは肯定的に接する。ASD の特性の一つは不安感を持ちやすいことであり，治療者が否定的に見える態度をとると ASD の人の不安はさらに高まる。患者の「主訴」や苦手なことだけでなく，長所や得意なことも把握することに務める。

③ Empathy（共感）

　ASD の人が環境をどのように認知しているか，ASD の人の目を通して外界を理解し，ASD の人の苦痛や楽しみに共感することも支援の基本である。定型の人ならば何の苦痛もなく受け入れられる予定の変更が非常な苦痛になり得ることを支援者が理解し，ASD の人の苦痛に共感することが大切である。そのためには，ASD 一般にみられることの多い特性を治療者が理解しているとともに，個々の患者の特性をアセスメントを通して把握する必要がある。

④ Low Arousal（穏やかな対応）

　ASD の人は音や光，臭いなどの感覚刺激に過敏なことが多い。どのような刺激が苦痛かは人によってまちまちであるが，その人の苦痛になるような刺激は最小限にする。ASD の人には静かで予定外のことが少ない設定が必要である。診察室の採光や装飾，接し方なども患者の苦痛になるような刺激はできるだけ避ける。

⑤ Links（つながり）

　ASD の人の生活のさまざまな場面で ASD 特性への配慮がなされることで，彼らと支援者や社会とのつながりが維持，促進される。患者へのアプローチに加えて，患者家族や他機関の支援者との連携を取り，支援することが望ましい。外来診療においては関係機関との連携を保険診療で行うことが困難であることが課題である。

2. ASDのカウンセリング

　ASD のカウンセリングは一般のカウンセリングと共通する部分と ASD 特異的な部分がある。カウンセリングにおいても前述の SPELL を意識する。ASD の人を対象にしたカウンセリングでは，（1）ASD の特性を知った支援者が，（2）ASD のある人の個別の専門的評価に基づき，（3）ASD の特性への共感と敬意を保ちながら，（4）ASD の人の自己実現や生活の質（QOL）の向上のための情報提供を行うことの 4 点が重要であると考

えている。

カウンセリングの対象をメンタルな問題に限定するのは ASD の場合は実際的ではない。カウンセリングのテーマは，友人関係，生活スキル，余暇の過ごし方，身体管理，職場の問題，経済面の相談など多岐にわたる。テーマによっては適切な専門家を紹介することが必要になるが，相談者があまりに多数になると患者は混乱する[9]。主治医が患者のニーズの全体を把握し，必要に応じて心理職やワーカー，他機関の専門家と連携し，患者が必要とする情報を提供するように努めている。

Ⅲ. 初診

初診は 1 時間から 90 分をかける。もともと当院は発達障害専門とうたっているので，受診者あるいは家族は発達障害を疑っているため，どうしても発達障害寄りの情報を提供する可能性がある。トラウマ関連障害や統合失調症の患者とその家族も，発達障害の診断を望む場合は発達障害に適合した情報を提供しやすい。常に患者や家族が与える情報のバイアスに注意する。現在症の把握は当然であるが，さらに発達歴についても可能な限り聴取する。親や兄弟などの情報提供者がいる場合には幼児期のごっこ遊びや対人関係，多動，感覚過敏などを中心に聞く必要がある。

筆者は PARS-TR[8] を用いることが多い。PARS から得られる情報は決して多くはないが，比較的短時間で聴取できることや保険点数が算定されることがメリットである。

1. テストオーダー

WAIS-Ⅲ をオーダーすることが多い。全般的な知能水準を把握するとともに下位プロフィールの偏りもみる。大切にしているのはプロフィールではなくテスト場面で対人交流と言語的，非言語的なコミュニケーションのあり方を把握することである。したがってテスターである心理職の所見

が重要であり，テスト状況を録画し一緒にみる機会があるとよい。

　テストのプロフィールで発達障害を肯定することも否定することもできない。テストのプロフィールで診断をつけるようなレポートを書く心理職は信用してはいけないし，医師も心理職にテストで診断をするように求めてはいけない。

2. 質問紙

　時間の節約の目的で質問紙も使用する。筆者は AQ [10]，CAARS [2] を使用することが多い。質問紙のチェック項目を患者に確認しつつ問診を進めると患者の自己理解や家族の患者の見方，両者の認識の違いを把握することができる。カットオフポイントは重視していない。質問紙のカットオフポイントの点数で診断をするのは論外である。実際 AQ についてはフォールスネガティブが少なくないことも報告されている [1]。抑うつや不安についての質問紙も同様の使い方をしている。点数やカットオフポイントに拘泥しない方がいい。

3. 児童期初診の患者

　児童期に初診し成人期まで継続して診る場合と，成人期に初めて出会う患者の治療関係は異質である。幼児期初診の場合は直接観察で発達特性が評価できるので発達歴については十分な情報があり，診断に苦慮することは成人に比べて少ないことがメリットの一つである。

　児童期から長く診ている患者とは信頼関係が成立しやすいが，一方では馴れ合い的な関係にもなりがちで，患者は主治医に依存的に，医師はパターナリスティックになりやすい。また子どもが幼いときほど母親中心の診療になりやすい。子どもの成長につれて母親主体から子ども主体に移行していくための工夫が必要である。母親と子どもの葛藤状況は学童期から生じてくるが，成人期になると親と患者の軋轢が表面化しやすい。児童期から診ている患者では親子の葛藤の背景もある程度はわかるが，成人期初

診の患者では何が葛藤要因なのかを理解できるまで時間を要する。

4. 成人期に初めて初診する患者

　成人期に初めて出会う患者は医療や家族への不信感を当初から持っており，治療導入が難しいことがある。家族との関係がよくない場合は発達歴の聴取も不可能で，信頼性に問題があっても本人から聞くしかない。症状把握は現在症を丁寧に把握することはもちろんであるが，発達歴の情報がない分，過去からのつながりを重視して問診する。初診時だけでなく10分の再診時にも発達歴は何度も聞いていく。他の精神障害との大きな違いの一つは，発達障害では発達期から何らかの兆候があり，患者は子どもの頃から異和感を感じていることである。現在の訴えが過去と切り離されて存在することはまずない。現在の訴えが抑うつであっても不安であってもそのルーツは発達期まで遡る。発達障害の患者を理解することは，発達期からの苦悩や違和感に寄り添うことである。

5. 薬物療法

　発達障害に薬物療法を検討するのは，ADHDへのアトモキセチン，メチルフェニデートの投与，抑うつや不安，てんかんなどの合併症の治療であろう。

　筆者の場合はADHDの単独例を診ることはあまりなく，多くの場合ASDとADHDの合併例である。診断が確定し，必要性が高ければADHD治療薬を使用するが，長期にわたって使用することは少ない。

　抗うつ薬や抗不安薬の使用開始は「慎重に控えめに」を原則としている。ASDの場合には一度使用し出すとやめ時がなかなか難しい。患者は障害特性としての変化抵抗があり，一度投与を始めると減量や中止に強い不安を示すことがある。明らかな抑うつや不安はないが，漠然とした不全感，自己否定感，心気的訴えの患者に対峙したときには，薬物療法への誘惑に耐えることを自ら言い聞かせている。とりあえず薬を処方すれば，診

察を終わらせることができるが，このような症状に著効を示すことはあまりない。

6. 雰囲気

　「できるだけ穏やかに，刺激は少なく」が基本である。語り口や表情もできるだけ穏やかに適度ににこやかにを心がけている。権威的である必要はない。権威には無頓着か反感を感じる人が多い。大人の発達障害の人の多くは過去に医療機関で不快な経験をしている。とにかく，侵襲的なことはしない，傷つける気はないということを環境や言動で伝える。

　話し方はできるだけ丁寧にする。軽度の知的障害を伴う方にも丁寧語を使う。部屋からでる際には「お大事に」ではなく「お疲れさま」あるいは「ありがとうございました」「また来月」などと告げる。わずか10分の外来に来てくれたことや，長時間にならないように気を遣っていただいたことへの感謝の気持ちを表現する。

　クリニックの内装や家具も親しみやすさを伝えることを重視する。壁の色は白を貴重とし，家具なども明るい色を採用している。

　もともと子どもで出発したクリニックということもあり，スタッフは誰も白衣を着ていない。筆者も失礼にならない程度の普段着で白衣は着ない，ネクタイもしないで診療をしている。

7. 患者の呼び方

　ここまで筆者は患者という呼び方をしてきた。発達障害は個性という考え方もあるし，病気ではなく障害ということを強調する人もいる。DSM-5の訳語の神経発達症や自閉スペクトラム症という呼症もあり「障害」という用語を避けることを重視する専門家も多い。英語圏でも disorder を使わず condition を使い，ASC（Autism Specrun Condition）[8] という用語を好んで使用するグループもある。患者を「ASD のある人」「ASC のある人」のような表現もあるだろう。

　発達障害を医療化することの是非はさておき，私自身はクリニック内では「患者」，つまり「患う者」として意識して接している。何か困っていること，つまり支援ニーズがあり，その背景に発達障害という医学的に非定型な状態があるから医療機関で診療するという認識である。患者に説明する場合には「自閉症スペクトラム」か「自閉症スペクトラム障害」の用語を用いている。略語を使うときにはASDを使用し，ASCは使わない。

　発達障害の人すべてが医療機関に通院する必要はなく，発達障害特性があっても医療ニーズがないことは当然ありうる。そのような場合には個性といってもBaron-Cohenのグループのようにconditionと呼んでもいいだろう。あるいは心理職が好んで使う「ケース」や「クライエント」と呼んでもよいかもしれない。限りある医療資源を公的な保険診療を用いて診療する以上，広義の医療ニーズがある人を医師―患者という枠組みの中で支援をする。医療でできることの限界と，福祉や家族など周囲の協力が必要であることの線引を常に意識する。

8. 遅刻

　遅刻やキャンセルへの対応は難しい。ADHDの不注意やASDの変化抵抗という特性を考慮すれば，遅刻や予告なしキャンセルは「治療への抵抗」などという深読みは置いておいて症状発現と考えることにしている。症状であれば，それを注意してもしょうがないので，できる限り何もなかったように穏やかな顔をして対応する。多くの患者は遅刻やキャンセルについて罪悪感を持っているので，その罪悪感を刺激しないことが大切である。

9. 診断書の効用

　診断書作成は医師からみても患者にとっても厄介な作業である。障害年金，精神保健福祉手帳の診断書は，医師にとっても患者にとっても負担であるが，作成するのは主治医としては義務でもある。どうせ書かなければ

いけないのなら治療の一環として活用したい。

　診断書で初めて自分の診断名を知るような事態は避けたいし，本人が読むことを前提に記載する。この際に「診断名は何と思いますか」と問いかけると，こちらの予想と異なることが少なくない。自分なりに病名の説明はしているつもりでも，他院での診断名をいったり，「精神障害ですかね」などと答えたりする。診断書作成は病名や特性を再確認するために使える機会と捉える。成人の発達障害者の多くは過去にさまざまな医療機関でさまざまな診断を受けている。今の診断ではなく前医の診断を本人が「採用」していることがあっても不思議ではない。発達障害の「障害」という用語よりも統合失調症やうつ病のような「症」や「病」を好む患者もいる。「発達障害は治らないイメージがあるけど統合失調症は治るので，私は統合失調症の診断の方がよい」と説明してくれた患者もいる。医師と患者の見方の「ズレ」の有無を時々確認した方がよい。

　また障害年金や手帳などの公的診断書には国などの公的機関が「障害」と認定し，一定のサポートを行うことであり，患者としては社会の一員として認知されているという安心感を得るためのツールになっている。障害年金を打ち切られたときの不安や落胆は単にお金の問題とは限らない。治療者として診断書を作成することは，雑務ではなく治療の一部と考えている。

10.　合併症

　発達障害は精神科合併症の多い障害である。気分障害などの前景にある状態のみが診断され，発達障害の診断が見逃されることもあり得る[4]。発達障害の中の合併，精神科疾患の合併，身体疾患との合併に留意する。発達障害の中の合併はASDとADHDの合併だけでなく学習障害（LD）や発達性協調運動障害（DCD）の合併にも注意する。10分の外来でLDやDCDの詳細な評価や支援ができるわけではない。例えば書字の苦手が本人の努力不足でないことを説明するだけでも本人の自己否定感が多少なり

とも減ることがある。精神科合併症を診断し，支援することは，10分外来で可能な精神科医の重要な役割である。抑うつ状態，不安障害，睡眠障害などが合併しやすい。問診や指示の際にも彼らの特性を常に考慮する必要がある。例えば「夜は眠れますか？」との質問に「眠れます」と答えても，睡眠記録をみると睡眠は断続的で早朝覚醒がある人も少なくない。短時間でも「眠れる」ことは確かなので「眠れる」と答えたのである。このようなコミュニケーションの齟齬は常に生じうる。質問紙の場合も同様である。うつ病の質問紙では「集中力の低下」を聞くことが多いが，もともと不注意傾向がある場合は高く出がちである。知的障害がなくてもコミュニケーション障害の可能性は常に考慮すべきである。身体症状を執拗に訴えるケースも多い。

11. 終わりのなさ

　発達障害に治癒はないので明確な治療終結はないかもしれない。気分障害などと違って「病気が治癒してから考えましょう」などの助言は難しい。抑うつ状態で受診した患者であっても基盤に発達障害があれば，抑うつ状態が改善したからといって治療終結するのは医師も患者も勇気がいる。薬物療法が必要なくなっても，発達障害特性から生じる不利益を現実生活の中でどのように避けるかの提言は継続して必要なことが多い。「困ったら来てください」のような曖昧な「指示」は患者を混乱させる。できれば地域の支援機関につなぎ，合併症の悪化などの必要が生じたら支援者から再診を勧めてもらうようにしている。それが困難な場合には半年に一回程度の再診を勧めることが多い。

Ⅳ．なぜ10分診療なのか

　筆者は民間クリニックの院長でもあるが，同時に他の機関でも臨床の場を持っている。

　大学病院の児童精神科外来（初診は幼児に限定），関連機関の一般社団法人の相談室，所属する臨床心理大学院のカウンセリング研究所でのインテーク，東日本大震災後に福島県が主体となって始まった「被災した障害児の医療支援事業」などである。それぞれ異なるシステムで行われている診療であるが，時間・スタッフとも当院の診療よりはるかに余裕があるのは皮肉なことである。発達障害の医療的支援を行う形態はさまざまであるが，現状では民間クリニックで保険診療を行うことはさまざまな制約がある。

　当院は保険医療機関であり，すべての初診と再診は保険診療である。30分の診療については予約料金 8000 円をいただいている。これは選定療養に該当し，予約金には健康保険が適用されない，患者の自主的な選択に基づくなどの一定の条件がある。診療枠が限定されているため 30 分の時間をとれることは少ない。多くの診療は 10 分診療である。2008 年の診療報酬改定で，いわゆる「5 分・30 分ルール」が導入されたため，5 分以上であれば 5 分でも 10 分でも 29 分でも保険点数は同じである。当院は予約制のため 1 人 10 分で設定した。この理由は 10 分であればギリギリ経営的に成り立ち，薬物療法のない患者でも一定の意味ある診療ができるのではないかと考えたからである。5 分で意味のある診療をするのは不可能だろうと思うし，15 分にすれば経営的に成り立たない。30 分以上で保険診療をすれば診察できる患者の数は激減する。10 分がギリギリの妥協点である。

　保険診療のメリットの一つは週に 1 回であれば，期限なく診療できることである。繰り返し来院できる患者には，発達歴などの情報を繰り返し聞いていくこともできる。

1．10 分の工夫

　前述のように 10 分の診療は経営的にやむを得ない設定であり，決して理想的ではない。患者により症状も支援ニーズも多様であり，それぞれに必要な時間が異なるはずである。かといって，患者によって時間を変える

わけにもいかない。10分での診療をするためにはさまざまな工夫をする必要がある。

①明確に告げる

コミュニケーションがもともと円滑に進みにくいのが発達障害の特性である。短時間で話を進めるのは容易ではない。私は10分しか時間がないことを明確に患者に告げている。曖昧さは禁物である。理由を尋ねられたら前述の経営的な理由を説明する。

たとえ10分でも患者によってはアジェンダあるいはスケジュールを設定し，メモに書くかPCモニターで提示する。最初の1分：前回受診後の変化，次の5分：家族との関係，後の4分：薬の調整といった具合である。

②診察室の構造

診察室には自分用と患者用の2つのデジタル時計を置く。カレンダーも患者から見えやすい位置に2つ置く。1つは現在用，もう1つは次回の予約を決めるためのカレンダーである。同じものを使うと混乱するので，2種類のカレンダーを準備する。

③視覚ツールの使用

当院の患者はADHD単独，LD単独ということはまずなく，ASDが基礎にあることがほとんどである。日常の診療でも視覚ツールは多用する。ASDかADHDかの鑑別に労力を費やすよりもASDとADHDの特性を把握し，患者の生活にどのように影響を与えているか判断する方が有用である。

PCは電子カルテの入力が主目的であるが，患者との情報共有にも活用する。患者からも見えやすいように可動式のモニターを使用する。当院ではブラウザ上で使用するクラウド型の電子カルテを使用している。短い時間と会話の苦手を補うために，次前にメールを送ってもらうことも多い。ブラウザでみる電子カルテとメールは相性がよい。メールの内容を電子カルテに貼り付け，患者にモニターを見せながら共有できる。患者が通って

いる就労支援施設のサイトを見ながら，支援内容などを確認するなどネット情報を共有することで話が進みやすい。アジェンダをパワーポイントで患者に見せて確認することもある。患者によっては睡眠日誌や生活記録，一行日記などを勧める。

2. 限界

　とはいうものの 10 分ではどうしても終わらない状況もある。家族や雇用主などとの細かい説明が必要な場合や，患者の言語表現に時間がかかる場合などである。前述のように当院では予約料金をいただいて 30 分の診察枠も設定しているが診療枠は限られている。成人の場合は経済的に余裕がない人も多く利用を断念せざるを得ない人もあり，心苦しいがやむを得ない。時間をかけて説明やカウンセリングの必要なケースもある。その場合は他の機関を紹介することになる。

文献

1) Ashwood, K.L., Gillan, N., Horder, J., et al.：Predicting the diagnosis of autism in adults using the Autism-Spectrum Quotient（AQ）questionnaire. Psychological Medicine, 46(12)；2595-2604, 2016.
2) Conners, C.K., Erthardt, D., Sparrow, E.（中村和彦監修，染木史緒，大西将史監訳）：CAARS 日本語版 マニュアル. 金子書房，東京，2012.
3) Lai, M.C., Baron-Cohen, S.：Identifying the lost generation of adults with autism spectrum conditions. Lancet Psychiatry, 2(11)；1013-1027, 2015.
4) 佐々木康栄，宇野洋太，内山登紀夫：自閉スペクトラム症の診断とよくある誤診. 特集 今日の自閉スペクトラム症 子どもから大人まで. 臨床精神医学, 44(1)；11-17, 2015.
5) 内山登紀夫：外来クリニックにおける発達障害の治療. 精神療法, 33；54-59. 2007.
6) 内山登紀夫：発達障害へのアプローチ 最新の知見から ―（第 5 回）発達障害と療育. 精神療法, 40(4)；594-602, 2014.
7) 内山登紀夫：児童青年期精神医療の諸問題 ― クリニックから 現状と民間医療機関における児童青年精神医療. 精神神経学雑誌, 107(2)；141-148, 2005.
8) 内山登紀夫：Wechsler 検査と PARS-TR の情報を治療に活用する試み. 第 58

回日本児童青年精神医学会総会特集（3）普遍性と個別性のバランス，シンポジウム PARS-TR と Wechsler 知能検査を ASD 児者の支援につなぐ，児童青年精神医学とその近接領域. Japanese journal of child and adolescent psychiatry, 60(1)；10-15, 2019.

9）内山登紀夫，川島慶子，福留さとみほか：発達障害の人の社会参加 ― 大人になって幸せになるために. 大人の発達障害の課題と支援 ― 中年期から老年期まで視野にいれて. LD 研究, 27(1)；40-46, 2018.

10）若林明夫：成人用 AQ 日本語版 自閉症スペクトラム指数 ― 使用手引. 三京房, 京都, 2016.

第5章

共感性と注意の問題を補うための
マインドフルコミュニケーション
—— Loopingを中心に ——

梗間 剛　医療法人社団貴山会 柏駅前なかやまメンタルクリニック

Ⅰ. はじめに

　私はリハビリテーション医で，後天性脳損傷による高次脳機能障害の診断・支援が専門である。高次脳機能障害の専門外来をやっていると，小児・成人・高齢者を問わず発達障害が一定の割合で混入してくる。合併例もいる。これらの発達障害例を，高次脳機能障害の傍らに診だしたのが，私が発達障害を診るようになったきっかけである。

　幸いにして高次脳機能障害と発達障害には共通対応と呼べる支援があり，例えばポジティブな行動支援（Positive Behavior Supports：PBS）は脳外傷後の社会的行動障害に対する効果が複数のランダム化比較試験で示されている[13, 16]が，同時に発達障害に対する支援でもある。PBS は重度から最重度の知的障害を有する発達障害者に対しても問題行動を減らす効果が示されており[3]，近年のアメリカではすべての生徒や教職員も対象としたスクールワイド PBS が 1 万 6000 を超える学校で導入され，行動上の問題，集中力の問題，社会的情動的な機能，向社会的行動に対する効果が示されている[1]。私の知る限りでは，高次脳機能障害と発達障害ではよく

似た支援をしている部分が多いと感じている。本稿では通底した支援について，関連する他領域の話題も交えながら書こうと思う。

　発達障害領域では非言語性コミュニケーションの問題がことさら注目されているが，非言語性コミュニケーションの支援は毎回 10 分の外来では難しいと感じている。よって，本稿では 10 分でできる "言語的な" コミュニケーションの実践と，指導のコツについて書く。ここで紹介する対話技法は医療者が発達障害当事者と対話するうえでも，発達障害当事者が社会に出てコミュニケーションを行ううえでも有用なツールになり得ると思う。

　医療面接における対話の基本は共感的態度であるが，独特の視点を持っていることが多い発達障害当事者には必ずしも通じない。例えば，「頭が痛いんです」という当事者の訴えに対して，「それはおつらいですね」などと返しても，「いや，つらいのではなくてイライラしてしょうがないのです」などと返されてしまうことがある。あるいは，「あんたにこのつらさがわかるのか！」などと怒らせてしまうことも間々ある。そこで参考になるのは，認知症の支援や緩和ケア領域で用いられる対話技法である[6,7]。「頭が痛いです」という訴えに対する共感的な返答の例は，「頭が痛いのですね」である。医療者が自らの解釈を加えることなく当事者の訴えを反復した方が，視点を読み外すリスクを冒すことなく共感的態度を示しやすい。同様の対応は発達障害の面接においても役に立つことが多い。

　この対話技法は，認知症の支援では Rephrasing[7]，緩和ケア領域では反復[6] と呼ばれ，マインドフルネス訓練にも Looping[8,11,12] として取り入れられている。医療安全の領域でも復唱（read back/check back）は伝達ミスを減少させるとされ，WHO 患者安全カリキュラムガイドライン多職種版 2011 でも基本技法として重要視されている[15]。例えば，「0.1％エピネフリン 0.3mL を大至急，入れてください」と指示されたら，「わかりました。患者さんに大至急，0.1％エピネフリン 0.3mL 投与します」などと返答し，情報を元に戻すこと（close the loop）が推奨される[15]。

　本稿では Looping を中心に紹介するが，医療者が共感的態度を示すためだけでなく，当事者に行わせればマインドフルネス訓練になるし，社会的場面での情報伝達のサポートとしても有用である。もちろん，1 回 10 分程度の外来診療の間でも，実践・指導が可能である。Looping の背景に想定される言語・非言語コミュニケーションや注意にかかわる認知機能についても解説しようと思う。その理解を通じて，Looping を当事者との対話と指導に役立てられるようになれば幸いである。

Ⅱ．初診 [11)]

　自分が発した言葉を相手に反復・復唱されると，共感されたと感じる。その背景に聞き手の共感が全くない場合さえもである。聞き手に共感されていると感じたとき，話し手は話しやすくなる。初診の際はできるだけ時間を取り，Looping を交えた病歴・訴えの聞き取りをするとよい。端的な例を**図 1** に示す。

　図 1 は私が主催する発達障害・高次脳機能障害・認知症を対象とした精神科デイケア（オレンジクラブ D）でのロールプレイの内容で，診察時の対話を再現している。そこでは，話し手（患者さん）が話した内容を忠実に聞き手（スタッフ）が Looping する条件（Looping 条件）と，全く Looping しない条件（Looping なし条件）の両方を体験してもらっている。時間に制限がある忙しい外来ではどうしても closed question が多くなってしまうものだが，意図的に closed question を増やすとほとんどの発達障害当事者は自分の伝えたいことを伝えられないし，医療者に共感されたと感じることもない（**図 1** の Looping なし条件はすべて closed question である）。

　私のデイケアでのロールプレイと外来での経験上，Looping を中心に対話した方が結果的に早く情報を集められることが多い。少なくとも，当事者が「伝えたいことを伝えられる」という点において，Looping 条件の方

A）Looping なし条件

最近眠れないんです

なかなか寝つけないんですか？
それとも途中で目が覚めたり
朝早く目が覚めるんですか？

仕事の締め切りがあるのに……

だから，寝つけないんです？
目が覚めるんです？

寝つくって……とにかく
寝る時間が遅くなってて……

床に入ってもなかなか寝つけませんか？

いや，締め切り前なのに
仕事に集中できなくて……

落ち込む気持ちもあります？

え？　わからないです

興味があることや好きなことが
できなくなってます？

え？　うーん。最近はできていないです

食欲は？　体重は減っていませんか？

え？　あの，そういうことより発達障害か
どうか心配で……仕事に集中できなくて

小さい時に不注意を指摘されたことは？

一度もないです

B）Looping あり条件

最近眠れないんです

最近眠れないんですね

締め切り前なのに
仕事に集中できなくて……

仕事に集中できない……

昼間いつも眠くて，それでは仕事が
遅くなって毎日家に帰る時間が
遅くなってて……

なるほど，昼間眠くて仕事も……
帰る時間も遅くなっていると……

そうなんです。毎日終電で，床に入るの
が夜中の2時過ぎで，朝6時に起きるん
ですけど寝た気がしなくて

毎日終電！　寝るのが2時で
起きるのが6時!?

はい。それでも仕事が終わらなくて。私
は眠れないせいで集中力が落ちているの
かなと思っているんですけど，休みの日
も資料作りで休めなくて

あー，集中力が落ちている……
でも休めない……

上司にはそれって発達障害なんじゃ
ないかと言われて……

上司からそう言われたんですか？

そんなこと言われたの初めてなんです
けど心配で病院に来ました

図1　Looping 訓練の実例①
不眠・うつ・発達障害の疑いで専門外来に紹介されてきた例（20代女性，社会人3年目）

図1. 付図説明

　図1のやりとりは，前医より「不眠・うつ・発達障害の疑い」で紹介された20代女性（社会人3年目）の例で，Looping訓練において前医・当院でのやりとりを再現した内容を一部アレンジして載せている（それぞれLoopingなし条件／Loopingあり条件に対応）。前医の紹介状には，不眠，興味関心の低下，集中力低下や注意障害が疑われるが問診で要を得ず，発達障害も疑われるとの旨が記載されていたが，この患者さんは一方的に質問されるだけで伝えたいことが伝えられなかったと言っていた。

　図1左コマのLoopingなし条件のやり取りでは聞き手役はclosed questionに終始しているが，この患者さんは前医でのやり取りの時と同じような感覚を思い出したと言う。当院での初診時では図1右コマのLoopingあり条件のように接したが，この患者さんは強く共感されたと感じ，伝えたいことは伝えられたと感じたそうである。これを再現したLooping条件でのやり取りでも同様であった。Loopingなし条件でのやり取りを見れば，不眠やうつを疑い，やり取りのちぐはぐさから発達障害も疑うかもしれない。しかし，Loopingあり条件でのやり取りを見れば，発達障害を疑うよりも先にまず休養をとらせるべきだと思えるだろう。実際に，この例の不眠・集中力の低下は休養で回復した。休養中は家で好きなことをする時間が出来，ゆっくり休めたとのことである。

　なお，この患者さんは，状態・状況が落ち着いたところで再度病歴の確認・検査を行ったところ，幼少期から一貫して続く不注意傾向があり，DSM-5におけるADHDの診断基準を満たしていた。不眠不休で働かなければ仕事についていけなかったのは業務内容や職場環境のせいだけではなかった。

が確実に勝ると感じている。

Ⅲ．Loopingの背景にある認知機能と共感性について[11]

　Loopingの技法自体は非常に簡単なので，やり方よりも背景にある認知機能についての説明を長く取らせていただく。本稿の説明を理解していただければ自らが実践するうえでも，当事者に指導するうえでも知識は十分だと思う。

　共感性を構成する要素としてはもっぱら心の理論（Theory of Mind：ToM）が注目されているが，他者の視点に立って意図を推測する視点取得（perspective taking）や，他者と注意を共有する共同注意（joint attention），他者と情動を共有する情動伝染（emotional contagion），自律神経の模倣（autonomic mimicry），運動や表情の模倣（motor mimicry），行動の同調（shincronization）など多くの関連要素が知られている[9]。一

方で，Looping されると共感されたと“感じてしまう”現象の背景として最も考えられる認知機能はここに挙げたどれでもなく，「対称性バイアス」である。発達障害領域の論文でこの用語が出てくるのを見たことがないが，“自己投影（self-projection）による意図の推論（simulation）[14]”の基礎になる機能であると考えてよい[13]。

　人間は日常的に，「p → q（p ならば q）」から「q → p（q ならば p）」という非論理的な推論を行う。このような傾向を対称性バイアスと呼ぶ。逆は必ずしも真とならないが，p → q を学習すれば q → p が自然と成り立つ認知能力（逆行連合の自然成立）が特にヒトに特徴的で，ほとんどの種では p → q を学習しても q → p を自然と推論できるようにはならない。一般的には認知バイアスは一様に排除されるべきだと考えられがちだが，対称性バイアスは言語学習および言語コミュニケーションにおいては必須である。言語を学習する際に，例えば，“リンゴについて伝えたい時は「リ・ン・ゴ」と発音すること（A ならば B)”をまず覚えるわけだが，これだけ覚えても会話はできない。逆向き（B ならば A）である“「リ・ン・ゴ」と発音している人はリンゴのことを伝えようとしている（……のだろう）”ことを推測できるようにならなければ，会話は成り立たない。つまり，意図（A）と言葉（B）は「A ⇔ B」の関係である前提を理解できなければ言語は使えない。逆も真なりと思い込む形式的誤謬はヒト特有の問題であるが，同時にコミュニケーションを支える重要な機能でもある。

　ヒトの対称性バイアスの強さを端的に表した歴史上の例に，俗に「ELIZA 効果」と称されるものがある。ELIZA は 1966 年に発表されたおしゃべり bot の元祖と言えるコンピュータープログラムで，来談者中心療法のパロディだった。来談者中心療法ではカウンセラー側の知識の量や権威は不要とされ，それよりも「無条件の肯定的関心」「共感的理解」などが重要視されるが，「それならば単なるオウム返しでもよい」と思われた時代背景の中で ELIZA が生まれた。例えば，ELIZA に “Well, my boyfriend made me come here.” と入力すると，“Your boyfriend made you come here?" などと返答されてくる。その返答の多くはオウム返しである（無論オウム返しだけではないが）。一方で，ELIZA はユーザーの感情を引き出すという点において驚くほど成功した。

　「X によって動機づけされると，それは Y の振る舞いを示す。このプログラムは Y の振る舞いを示している。従って，このプログラムは X によって動機づけされている」。そう思い込んでしまうのが ELIZA 効果である。換言すれば，「（私は X と思う時に Y と言うから）Y という反応が返ってくる以上相手も X と思っているに違いない」と，機械に対してさえも思い込む対称性バイアスであり，同時に自己投影でもあると言えよう。無論プログラムである ELIZA はこう言われたらこう返すというルール（アルゴリズム）に従っているだけで人間的な動機はない。つまり，ELIZA の返答の背景に何らかの心的動機を想定するのは間違った推論であるが，多くのプレーヤーは共感されたと感じてしまったのである。そこにキモチやココロは存在しないわけだが，ELIZA が機械とわかるまで，共感されたという実感は続く。機械とわかった後でさえ，それを信じない人もいた。前述の私のデイケアの参加者も，Looping されているとわかっていながら，共感されたと感じている。自分と同じことを言う相手に対して，自分と同じ意図を持っている（共感されている）と想定してしまう。このように，Looping されると共感されたと "感じてしまう" 現象の背景は対称性バイアスであると考えられる。

　上述したように，対称性バイアスは自己投影の基礎になる機能で，自分と似た他者の意図を推論するうえでは大いに役に立つ。例えば，多くの宗教や道徳や哲学で見出される黄金律（「他人から自分にしてもらいたい（してほしくない）と思うような行為を人に対してせよ（してはいけない）」という内容の倫理学的言明 [9]）も，明らかに似ているもの同士であることを前提にしている。また，Komeda[4] によると自閉スペクトラム症（Autism Spectrum Disorder：以下，ASD）の当事者は定型発達者に対しては共感を持ちにくいが ASD 同士では共感しやすい。逆に，定型発達者は定型発

達者同士では共感しやすいが ASD の当事者に対しては共感を持ちにくいとし，このような受け手と対象の類似性が認知的処理を促進する可能性を"Similarity Hypothesis" とまとめている。共感の少なくとも一部は「自分と似ている」と感じた相手に対して生じる対称性バイアスに基づくのだろうが，Looping にはこれを誘発する効果があるのだと思われる。

Ⅳ. 再診①：コミュニケーション指導・就労支援としての Looping導入[8]

　医療者が行う Looping は初診でも再診でも大きく変える必要はない。再診で目指して欲しいのは Looping の指導で，当事者（あるいは家族・支援者）にも当事者自身が Looping をできるようにしてあげて欲しい。タイミングは，当事者との信頼関係が構築できたと思えた時でよい。

　Looping を日常生活で実践してもらうと，共感性が改善したと周囲から評価されることもしばしばだ。もちろん Looping ができるようになっただけで共感性が改善したわけではない。よくなったと周囲から思われるのも対称性バイアスなのだろう。見かけの改善であっても，何を話してよいのかわからない当事者にとっては大きい。良き話し手にしてあげることはできないが，良き聞き手にはしてあげられる。

　就労支援としても，Looping の指導は有用である。「職場で指示された内容をその場では言葉で Looping させ，同じ内容を後で上司にメールさせる」ようにするとよい。文章による業務内容指示を導入してくれない職場であっても，文章による確認は受け入れてくれることが多い。また，文章で指示をされた場合も Looping をするように重ねて指示をするとよい。

　指導の際は出前や注文の例などを当事者に想像させると伝わりやすい。例えば，「スパイシーダブルチーズバーガー二つ，一つはオニオン抜きで，フライドポテトを三つ，オレンジジュースとコーラを二つずつ」と注文して，「了解です。1860 円になります」と回答する店員に遭遇したらどう思うだろうか。本当に通じたのか不安にならないだろうか。私は不安にな

る。「ご注文を繰り返します。スパイシーダブルチーズバーガーをお二つ，お一つはオニオン抜きのスパイシーダブルチーズバーガーですね。フライドポテトを三つ，オレンジジュース二つとコーラを二つ，合計で 1860 円になります」などと回答する店員のほうがよいと思えないだろうか。指示受けの際の「了解です」を禁止して，Looping を徹底させたほうが職場の同僚からよく思われるし，指示受けの確実性も増す。

　短い外来の時間で練習するなら，医師の指示を Looping させるとよい。例えば，「眠る前 30 分はスマホやタブレットを見るのはやめましょう」などの指示に，「わかりました」と答えさせるのではなく，「眠る前 30 分はスマホやタブレットを見るのはやめます」という風に答えさせる。もちろん普段は，「眠る前 30 分はスマホやタブレットを見るのはやめたほうがよいのでは？」のような問いかけで話しかけた方がよいし，当事者が選択した行動のほうがスムーズに導入されるものだ。ただし，外来での話し合いの結果何をするのかが決まったら，上記のように最後は Looping させるとよい。

　私の経験上 10 分間の診療時間でこのやり取りをできる当事者であれば就労もうまくいくことが多いし，出来なければ就労は時期尚早だと思う。我々医療者からの指示受けをする態度で職場での指示受け態度はある程度予想できる。復職・就労前の最終 check として，Looping ができるかどうかみてあげるとよいかもしれない。

V．再診②：注意をコントロールするマインドフルネス訓練としての Looping 導入[10, 11, 12]

　私の感触では，Looping の導入は ASD よりも ADHD で難しい。Looping ができない場合で特に多いのは，相手の話に注意を向けておらず，自分の頭の中の考えに注意を向けてしまっている時である。ようするに，相手が話している時にも，自分が次に何を話そうか考えていて，相手の言っていることを聞いていない人は，Looping ができない。左様な人は ADHD

の当事者で多いと感じている。それでも Looping をやらせることは価値
がある。注意の問題をサポートするうえでも Looping は役に立つと考え
られるからである。そもそも，本来の Looping は注意のコントロールの
ためのマインドフルネス訓練として行われる。以下に原理を説明する。

　注意には，その焦点の方向性によってコンポーネントが存在し，それら
のコンポーネントは認知的資源を共有する関係にある[3]。ここで共有され
る認知的な資源は，注意機能に関する文脈では注意資源（attentional
resource）と呼ばれる[3]。例えば，自らの思考内容（≒ワーキングメモ
リー）へと向かう「内向きの注意（inward/internal attention）」と，五感
を通じ外界の事象へと向かう「外向きの注意（outward/external atten-
tion)」は同じ注意資源を共有するトレードオフの関係にある。「内向きの
注意」に多くの注意資源が注がれれば，「外向きの注意」は妨害（Distract）
され，抑制される。考え事に“集中”しながら歩いていれば誰でも“不注
意”になることを想像すれば，そのトレードオフ関係を簡単に実感できる
だろう。図2は，この「内向きの注意」と「外向きの注意」のトレード
オフ関係と，“レーズンのエクササイズ”について説明したマンガである。
マインドフルネス訓練でよく行われる「レーズンのエクササイズ」は，外
向き注意と内向き注意の相互作用を利用した「注意を外向きにする訓練」
である。

　Looping は，外向き注意と内向き注意の相互作用ではなく，内向き注意
同士での（≒ワーキングメモリー同士での）相互作用を利用している。図
3の上のコマのように，Looping をしないつもりで相手の話を聞いている
と，自分の頭の中（ワーキングメモリーの中）の，自分の考え・解釈に注
意が向いてしまうのを「妨害するものがない」。極端な時には，すべての
注意が自分の考え・解釈に注がれてしまい，全く相手の話を聞いていない
ことにつながる。これに対して下のコマのように，Looping をするつもり
で相手の話を聞いていると，ワーキングメモリーが相手の言葉を覚えてお
くことに割かれ，自分の考え・解釈に注意が向きにくくなる。このことが

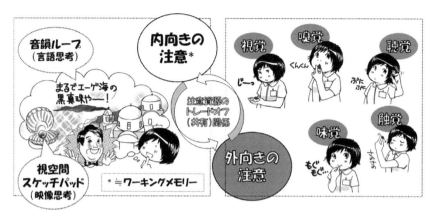

図 2　「内向きの注意」と「外向きの注意」のトレードオフ関係と "レーズンのエクササイズ"
（文献 11 より転載・改編）

　レーズンのエクササイズは，自らの思考内容（≒ワーキングメモリー）に向かう「内向きの注意（inward/internal attention）」と，五感を通じ外界の事象に向かう「外向きの注意（outward/external attention）」の間にある，トレードオフ関係を利用した「注意を外向きにする訓練」である。具体的には，図 2 の右コマのように，レーズンに五感を通じて注意を向ける（①見る→②嗅ぐ→③聴く→④触る→⑤味わうと順番に注意を向ける）。この時，注意を頭の中に向けないようにする。つまり，何も考えてはいけない。図 2 の左コマのようにしてはいけない。なお，左コマの吹き出しの中のセリフがワーキングメモリーの音韻ループ（言語思考），心象風景がワーキングメモリーの視空間スケッチパッド（映像思考）にあたる。これらワーキングメモリーに注意資源を注いではならない。

　しかし，"何も考えないように" 頑張ると，得てして余計に邪念が浮かんでしまうものだ（俗にカリギュラ効果と呼ばれる）。それよりも五感に集中するようにした方が，自然と余計な考えが消える。外向きの注意で内向きの注意が妨害されるからである。

結果的に，相手の話に耳を傾けることにつながる。

　ADHD 例では**図 3** の上コマのような注意の払い方をしてしまい，Looping で必要な注意の払い方ができなかったり，それが苦痛でやらなかったりする。その場合は無理にやらせず，できる範囲でやればよい。不完全でも，下手でも，Looping しようとするだけで注意が相手の言葉に向きやすくなり，一方的に自分の話をしてしまう悪癖をいくらか妨害してくれる。それが注意の訓練にもなる。ワーキングメモリーや注意のコントロールについての説明を言葉だけで行うのは難しいが，**図 2・図 3** のよう

86

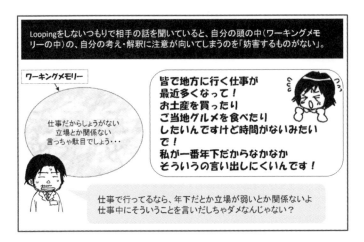

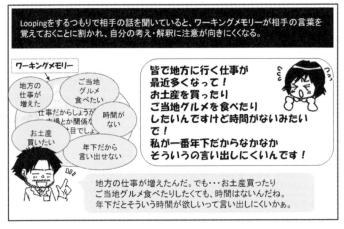

図 3　Looping 訓練の実例②　Looping における注意のトレードオフ関係
（文献 10 より転載・改編）

なマンガを用いれば短時間で説明できる。

Ⅵ. おわりに

　共感性と注意の問題を補うためのマインドフルコミュニケーションと題して，10 分の診療時間でできる支援について Looping を中心に解説した。

本稿で解説した内容を突き詰めると，「相手の言葉を復唱することは，医療者が行っても発達障害の当事者が行っても多くのメリットがあり得る」というだけのことである。復唱は多くの領域で対話技法として用いられているが，全人的・包括的支援の一部として用いられているのであり，復唱だけでエビデンスがあるかについては私の知る限り報告がない。10分でできる支援を限られた文字数で解説するうえで，あくまで私の臨床経験上で即時的な効果がある支援として紹介させていただいた。根拠としたアウトカムは，医療者が行う Looping では「当事者が共感されたと思ったか？（そう言ったか？）」であり，当事者が行う Looping では「導入前後で何らかのコミュニケーションや注意の改善を当事者の周囲から指摘されたか？」である。これらが読者の先生方が求めるアウトカムであれば，Looping の効果を実感できると思う。

文献

1) Bradshaw, C.P., Waasdorp, T.E., Leaf, P.J. : Effects of school-wide positive behavioral interventions and supports on child behavior problems. The Journal of Pediatrics, 130 ; 1136-1145, 2012.

2) Carr, E.G., Horner, R.H., Turnbull, A.P., et al. : Positive behavior support for people with developmental disabilities : A research synthesis. American Association on Mental Retardation, Washington, D.C., 1999.

3) Kiyonaga, A., Egner, T. : Working Memory as Internal Attention : Toward an Integrative Account of Internal and External Selection Processes. Psychonimic Bulletin & Review, 20 ; 228-242, 2013.

4) Komeda, H. : Similarity hypothesis : understanding of others with autism spectrum disorders by individuals with autism spectrum disorders. Frontiers in Human Neuroscience, 9 ; 124, 2015.

5) 中野昌宏, 篠原修二 : 対称性バイアスの必然性と可能性 : 無意識の思考をどうモデル化するか. 認知科学, 15 ; 428-441, 2008.

6) 小澤竹俊 : 援助的コミュニケーション ― 苦しんでいる人は自分の苦しみをわかってくれる人がいるとうれしい. 長尾和宏専門編集 : 緩和医療・終末期ケア（スーパー総合医）. 中山書店, 東京, p.160-164, 2017.

6) Savundranayagam, M.Y., Moore-Nielsen, K. : Language-based communi-

cation strategies that support person-centered communication with persons with dementia. International Psychogeriatrics, 27；1707-1718, 2015.

7) Tan, C.M., Goleman, D., Kabat-Zinn, J.：Search Inside Yourself：The Unexpected Path to Achieving Success, Happiness (and World Peace). HarperOne, NewYork, 2012.

8) 梗間剛：「共感」と「視点取得」の正常な成長・発達とその障害（発達障害）― 注意・感情・記憶の観点から. 臨床老年看護 , 25；106-115, 2018.

9) 梗間剛, 橋本圭司：痛み関連の神経内科疾患 高次脳機能障害. ペインクリニック, 39；1183-1191, 2018.

10) 梗間剛, 仙道ますみ：高次脳機能障害・発達障害・認知症のための邪道な地域支援養成講座. 三輪書店, 東京, 2017.

11) 梗間剛, 仙道ますみ：ココロとカラダの痛みのための邪道な心理支援養成講座. 三輪書店, 東京, 2018.

12) 渡邉修：認知リハビリテーション効果のエビデンス. 認知神経科学, 13；219-225, 2012.

13) Waytz, A., Mitchell, J.P.：Two Mechanisms for Simulating Other Minds：Dissociations Between Mirroring and Self-Projection. Current Directions in Psychological Science, 20；197-200, 2011.

14) WHO 患者安全カリキュラムガイド多職種版 2011 日本語版. https://apps.who. int/iris/bitstream/handle/10665/44641/9789241501958_jpn.pdf

15) Ylvisaker, M., Turkstra, L., Coehlo, C., et al.：Behavioural interventions for children and adults with behaviour disorders after TBI：a systematic review of the evidence. Brain Injury, 21；769-805, 2007.

第6章

成人の自閉スペクトラム症への
支援・精神療法的な関わり

大久保 菜奈子　横浜市北部地域療育センター発達精神科

Ⅰ．はじめに

　自閉スペクトラム症（ASD）は，社会的相互交渉の質の障害，コミュニケーションの障害，限局しパターン的な興味と行動を中心とした特徴が認められる。そのため幼少期より療育的な関わりなど対応の工夫が必要である。子どものケースでは療育的な関わりを親に伝えることで，自信を持って課題に取り組むことができ，将来の不安や抑うつなどの二次障害を防ぐことができる。しかし成人では親は困っていても相談には至らなかったケース，既に親から独立しており社会生活の中で困っているケースが多い。また不安・抑うつなどを合併して来院することもある。その場合，親への療育的なアプローチ以外にも職場の環境調整や本人が日々感じている困り感を少しでも軽減する助けが必要となる。

　今回，精神療法的な関わりについて説明しやすいよう症例を挙げて説明する。なお，症例の記述に当たってはプライバシーを保護するため，病歴や生活史を改変した。

Ⅱ．初診・初期対応（初診と2回目の診察）

【Aさん】20代　女性

主訴：仕事が続かない，手先が不器用，素早く作業ができない

生育歴・現病歴：出生時に異常なし。言葉の発達はゆっくりであったが，乳幼児健診で指摘されることはなかった。幼稚園で「指示から遅れての行動になってしまい心配」と保育士より指摘があったが，他の女の子に世話をしてもらい，何とか過ごせた。工作は苦手で手先は不器用だった。

小学校は一般級に入学した。低学年の頃は仲の良い友人もいたが，高学年になると次第に友人が少なくなり，さらにいじめにあうようになった。担任の介入により大きないじめはなくなったが，担任がいないところでのからかいや仲間外れはあった。家ではこだわりが強く，お気に入りのキャラクターを特定の場所に置いて楽しんだり，食事の後は風呂などいつも決まった順序で行動していた。順序が少しでも変わると不満を述べ，母親と揉めることがあった。

中学に入学後も本人は友人と仲良くしたいのに仲間外れにされるなど人間関係では苦労した。成績は中の下だった。

高校時代は本人と同じような大人しい子と友人になれ，いじめなどなく過ごせた。

その後，短大に進学した。勉強は何とかやっていたが，実技実習で作業が遅いことを教師に指摘された。「実習をこなせないので卒業は難しい」と言われ，退学した。その後，いくつかアルバイトをしたが，どれも数カ月たつと上司から注意されることが多く解雇された。母親の知り合いの伝手で事務のアルバイトの仕事についたものの，その知り合いの退職を機に，雇い止めとなった。その後，本人がどんなに努力をしても仕事が続かず，泣き暮らすことが多くなったため，家族の勧めで精神科受診を決意した。

　初診時現症：真面目に話すがどこか一方的で，会話というより自分の言いたいことを一通り言い尽くすような印象。仕事を何度も辞めさせられていることについて，被害的に受け取っており，時に目を潤ませながらその時のつらさを語った。

　経過：心理評価は WAIS にて IQ80，コミュニケーションの苦手さが明らかで，相手の意図の理解の困難さから質問にうまく答えられずちぐはぐな答えになることがあった。素早く作業することは苦手で処理速度の値は特に低かった。また指示のパターンが一度入ると次の設問に行っても前のパターンをひきずって切り替えられないという思考の硬さを認めた。

　診断：自閉スペクトラム症，境界知能

1．受診のねぎらい，今まで本人が感じてきた体験・つらさを共有する，つらい体験の中からも本人の強みを見つけ出す

　A さんは小学生の頃からいじめられていたり，実習で失敗するなどつらい体験を重ねていた。まずは病歴を取りながらつらい体験に耳を傾ける。そして受診するには随分勇気が必要だったのではないかなど，相談に来られたことをねぎらう。そしてつらさの中，本人が頑張ろうと学校に行ったり，新しいアルバイトを探したりするなど，何とかやり繰りしようとした粘り強さを見つけて取りあげる。そして「粘り強さは強みであり，これから活かしていける」と伝える。

　病院に来院する ASD は A さんのように，何とか頑張ろうと真面目に取り組むものの，うまくいかずにもがいていたケースが多い。また受診まで抵抗があり考え抜いたケースもいる。受診をねぎらい，もがいていた過程の中に本人の強みを見つけ出す。

2．診断の説明，特性の説明（本人および家族に）

　初診時の生育歴，現症，本人の困っていることから，ASD が疑われた場合，心理評価を入れる。2 回目の診察で心理評価の所見を本人に伝える。

表1　自閉スペクトラム症の3つの特徴と本人への説明

1. 社会的相互交渉の質の障害
   →人に興味があっても関わり方が苦手，場の雰囲気・相手の気持ちがわからないと本人に説明
2. コミュニケーションの障害
   →知識はあるが会話に活かされないと本人に説明
3. 限局しパターン的な興味と行動
   →こだわり，新しい場面・人が苦手・不安を抱きやすい，予想外のことでパニックと本人に
   　説明

＊得意なところ
1. ルールがわかると粘り強く確実に行える
2. 興味のあることへの没頭力・集中力が高い
3. 経験したことは実力が発揮できる

この時，得意・不得意などがわかりやすいように複写式の説明用紙などに書いて，本人に渡せるようにできるとよい。ASD の人は耳からの情報処理が苦手であったり，説明を聞きながらメモを取るということが難しいためこのようにすると伝わりやすい。ASD の診断（または特性・疑い）を本人に伝える。ASD については「発達のアンバランス，得意・不得意があり，生活や仕事に支障が出てしまう」「自閉症から自閉症の特性を少し持つ人までかなり広い範囲で捉えている」と説明する。その後，**表1**のように ASD の3つの特性について ASD の得意なところを合わせて伝え，書いて渡す。説明の過程で時折，本人から「この IQ の値は低すぎるのでは」という発言が出る場合がある。そのような時は，本人の受容できない気持ちを考慮し，「本当は能力があってもそれを発揮する段階になるとこういうことになることがあります。それが今の困っていることにつながるかもしれませんね」と説明すると受け入れやすい場合もある。

　家族が来院可能な場合，本人の拒否がなければ，家族にも来てもらうよう促す。対人関係が困難なタイプの ASD は本人が困っているときに相談するのが友人ではなく家族である場合が多い。家族に**表2**のような「療育的な関わりで成人に応用できるもの」を伝えておくと，家族も治療の協

表2　療育的な関わりで成人に応用できるもの

---

1. 視覚的なものの利用を伝える（紙に書いて伝えるなど）
2. 具体的に伝える　「〜の時は〜する」
3. 予告する・見通しを立てる（スケジュールを前もって伝える）
4. 本人のどのような体験も成功体験にする（失敗から学ぶのは苦手であるため）
   成功体験を表などにして目に見える形で家に貼る
5. よいところを取り上げる（苦手なところを克服するのは苦手，苦手なところはやりすぎない）
6. 助けを求められる安心できる人を探す

力者にすることができる。中でも**表2**の「4. 成功体験にする」と「5. よいところを取り上げる」は本人の自己価値感を高めるためにも，とても大切である。自己価値感を高めることは本人の QOL（Quality of Life：生活の質）に直接かかわる。診察でも本人のできたこと，よいところを逃さず見つけて言語化していく。家族がいないなどの場合は治療者が診察の中で**表2**のような関わりをしていく。

3. 適切な居場所の紹介，〜したい気持ちを尊重する

　A さんの場合，一般雇用でのアルバイトの失敗体験が重なり，人に対しての安心感を失っていた。これ以上つらい思いをするのは主治医から見て心配であることを伝え，障害者枠での雇用を選択肢として提案した。初めは当然ではあるが「障害」に抵抗があったが，「得意・不得意について配慮してもらえるようにするため」と説明すると，納得してもらいやすかった。本人の納得が一度得られると精神障害者福祉手帳の話までスムーズに進んだ。

　このように一般雇用での就労が難しければ，障害者枠での雇用を含め社会資源の活用を提案する。場合によっては就労移行支援なども利用する。この時に，ASD の場合，興味の有り無しで差が激しく「したいこと」と「したくないこと」がはっきりと分かれることが多い。また，集団活動が苦手，手先が不器用などの特性もある。そういった特性のため，例えば就

労移行支援で行っている企業実習などのグループワーク，また手先を使う軽作業を嫌がることがある。そのため治療者やソーシャルワーカーが施設などを勧めても，「どうしてもグループワークが嫌」「細かい作業が嫌」などと話すことがある。その場合，まずは本人の意志を尊重することが大切である。治療スタッフの勧めた道ではなくても，本人の選んだ道，やってみたい活動をまずはサポートすることを伝える。例えば，「パソコン教室なら大丈夫」などであれば，本人のやってみたいことをサポートする。一般雇用で勤め続けている場合は，本人の困り感に合わせて職場で適切なサポートが受けられるかどうか上司や産業医に相談するように促す。例えば，電話対応が苦手で困っている場合は，電話対応は別の人に担当してもらい，その代わりにパソコン入力をやるなどの対応をしてもらえるのかどうかを相談する。

　精神療法の過程として人格の成熟は，自分に与えられた制約をはっきり見極めることと切り離せないと言われている[3]。しかしこの過程は自分のことを客観視することが苦手な ASD の人には時間がかかる。そのため，本人・家族の受け入れがたい気持ちを治療者が受容しながら，時にゆっくりとこのプロセスを進めていくことも大切である。

　初診と2回目の診察は，検査結果の説明などもあるため30分ほどの時間がかかることが多いが，ここまでを丁寧に行っていくと，その後の診察がスムーズに進みやすい。

Ⅲ. 特性を伝えた後の診察（3回目以降の診察）

1. 生活について聞く，豊かさの発見，外出など規則的な生活へのアドバイス

　A さんは普段不器用ながらも家事の手伝いをしたり，一人で映画に行っていた。映画の話をしているときには，笑顔が見られた。このような本人の内面的な豊かさを共有するのは，ASD の場合，特に治療者との関係構

築にもかかわる印象があり，大切である。関係が築けると，本人がどのような生活を送っているのかよく話してくれるようになる。10 分程度の診察時間の場合，睡眠・食欲などの体調の確認や困っていることを尋ねるのに治療者も精一杯になってしまうが，本人の好きでしている活動など豊かさを尋ねる質問を一つはしたい。ASD の人の生活を知るために，話の苦手な人や思春期の人の場合は，日記を用いることもある。日記は診察時間ではわからない本人の様子を知るため診察の補助としてよく用いるが，ASD の人に用いる場合，「1 日やったことや気持ちを夕食前に 15 分以内で記す」など具体的な指示を与える方がよい。その指示がないと長い時間をかけ完璧に書いたり，完璧にしようとするあまり全く書けなかったケースがあるためである。また ASD の人は書字障害も合併しているケースがあるので，パソコンでも可など伝えておく。第Ⅱ節の 3 で述べた「〜したい気持ち」がなかなか見つけられない人に対しても日記を通して，本人が興味を持ち，やってみたいことが発見できることがある。

　また学校や職場などの行く場所がない ASD の人の場合，外出が極端に少なくなっている場合がある。その場合，それだけで睡眠障害につながったり体力低下によって自律神経失調症状が出現しやすくなる。買い物など日の光を浴びて外出する機会を維持するなどの基本的な生活アドバイスも他の疾患と同様に大切である。また，ASD はゲーム依存，ネット依存に陥りやすいことから，そこから切り替えるためにも外出の大切さを伝える。

　最後に，生活で困っていることには，なるべく具体的にアドバイスをする（**表 2 の 2**）。例えば A さんは，働いていた時，毎朝適切な服を選べず，同じ服をいつも着てしまったり，適切な服を選ぼうとして迷いすぎてパニックになることもあった。その場合，「服を書き留めておき，冬の着回しパターンを作ったらどうか」と提案した。家族の協力で服のパターンを作ることができ，その後，毎日のように書き留め，服を選べるようになった。このように ASD の場合，「〜時には〜してみては」とかなり具体的

にアドバイスを伝える。

2. 信頼できる人探し

　Aさんは，家族以外では習い事の先生が唯一の理解者であった。信頼できる人を探すのは，時間が限られている診察では最も大事なことである。表2の「6. 助けを求められる安心できる人を探す」にもあるように，人との信頼関係を築けているからこそ，助けが求められるようになるからである。ASDの人の場合，同年代の付き合いは困難であることが多く，年上の理解者の方が安心できるケースが比較的多い。苦手な同年代の人以外でよいので，本人のよいところを見つけてくれる理解者を探す。仕事をしているケースの場合，職場の中で理解者を見つける。上司が理解者であり心配してくれている場合，本人の希望があれば，本人の同席のもと，上司に対応の工夫を伝える診察を行うのもよい。

3. 本人のどのような体験も成功体験にする

　Aさんは手帳を取得後も，ハローワークの窓口の人とうまく話せなかったなどの訴えがあった。その場合，「うまく話せないながらも，仕事の情報を聞けた」ことを取り上げ，「では次はこのことを聞いてみたらどうか」など具体的に伝える。Aさんは手助けすれば次回はハローワークで必要な情報を聞くことができ，自信につながった。このように本人にとっては「できない体験」だったものを，手助けしても「できた体験」に転化させるのである。

　病院に来院するASDの人の自尊心は一般に非常に低下している。その低下した自尊心が少しでも回復するように治療者は毎回の診察で成功した体験を見つけだす，または手助けして成功した体験にすることを繰り返すとよい。

4. 対人関係を読み解く（嫌だった体験の処理）

　A さんは,「職場を辞める時, 上司から嫌われて注意ばかりされていた」という体験から「いつも周りの人は怒る」など人に対して被害的な考えを持っていた。精神科では, 直面化や内省を促すような精神療法を行うこともあるが, ASD の人にそれは困難である。対人関係を客観的に捉えることは苦手だからである。そのため治療者からは,「上司はあなたを嫌っていたのではなく, 客のことを考えてあなたにそう伝えたのでは」などというように, 上司の行動を客観的に分析して, 別の考え方もあることを淡々と伝える。本人が実際に嫌われているという場合もあるが, ASD の人の場合,「人に嫌われた」と思うと, 次の人間関係においても人への怯えの気持ちが再現されてしまうため, 一つでもそういった体験を解消したい。そのために対人関係を治療者の視点から読み解いて本人に伝えることが「人に嫌われた」という思いを軽減する。10 分程度の診察では, 1 回の診察で 1 シーンのみに限定して行う。

　傷つきやすい自己愛の持ち主との治療関係について, 北西はその生き方を欠損モデルではなく過剰モデルから読み替え, 生き方の修正を促す方法を提唱した[2]。それを ASD の人にも応用している[1]。A さんも本人なりに考えてルール通りではないと上司にそのことを正直に言ってしまい嫌がられることがあったようだった。その場合,「A さんのルールを守りたい気持ちが少し強すぎたのかもしれませんね」と声をかけ,「その意欲を, 自分の仕事を熱心に行う方向へ注いでいきましょう」と伝えるのである。

5. 休憩の取り方・逃げ道を伝える

　ASD の人は真面目である, それゆえ少し息抜きしたり手を抜くことが苦手である。息抜きが苦手なため, 我慢した挙句, 周囲の驚くような衝動行為や突発的な行動を起こすことがある。そのために ASD の人にはパニックになった時にはこうすればよいということをあらかじめ伝えておくとよい。例えば休憩時間の取り方である。「疲れたら休む」ことが難しい

場合は，「1時間頑張ったらトイレに行って3分間息抜きしてみては」などと具体的に伝えてみることもある。また高校生のあるケースは部活を辞めようと思い，教師に相談したが，「もう少し続けてみては」と言われたことで，「もうだめだ」と思い，衝動的に歩道橋から飛び降りようと思った者もいる。「部活はいつでも休むことはできる」など逃げ道を具体的に伝えるだけで，衝動行為を防ぐことができる。

Ⅳ．終結

　環境調整をして本人の負担を軽減するか，社会の中で適切な居場所が見つかると，うつ病や不安障害などの二次障害に至っていないケースは自然と終結していく。ただ ASD の人の場合，一度うまくいったとしても人とのトラブルなどで急に不安定になることがあるため，「困ったらまた相談しに来てほしい」と伝えておく。専門家とは人生のさまざまな問題をみる術を身につけ，また「ポイントを切り換える」能力を持つ人間であるといわれている[1]。問題が起きたときには，本人の体験を客観的に見てアドバイスをする，またはアドバイスを与えられる信頼できる人探しに協力できるようにする。

Ⅴ．おわりに

　ASD の人の精神療法では発達のアンバランスを克服するのではなく，自分らしく生きていく手助けをする。そのため治療者の方でも「アンバランスを直す必要はない，よいところはある。それを生かしていけばいいのだ」というメッセージを診察で粘り強く何度も伝え続けることが大切である。

文献

1）北西憲二：自閉症スペクトラム障害と森田療法 ― どのように理解し，関わっていくのか. 精神療法, 41；523-526, 2015.
2）北西憲二：自己愛的傾向が強い対人恐怖の治療 ― 森田療法における感情の扱いをめぐって. 精神科治療学, 10；1319-1322, 1995.
3）ヴァルター・シュルテ（飯田眞，中井久夫訳）：精神療法研究. 岩﨑学術出版, 東京, 1994.

第**7**章

重ね着症候群の日常臨床における
診断と援助

衣笠 隆幸　広島精神分析医療クリニック

Ⅰ．はじめに

　10 分間の診療時間で，成人の発達障害（ここでは発達障害の診断名を使用する）の診療と，特に「重ね着症候群」についての診療行為について考えてみたい。実際には，10 分で診療を行うことは，かなり神業に近い機能を診察医に要求するものである。一番恐いことは，時間が短いために，質的に低下した診療を行うことである。それを行うと，発達障害や「重ね着症候群」などの診断基準が曖昧となり，適切な療育的精神療法などのアプローチや適切な薬物の判定が難しくなる。なお，ここでは主として精神科のクリニック診療，病院外来を想定して考察していきたい。

　残念なことであるが，日本の医療システムの精神科医療体制の歴史のために，特に 1957 年の精神科特例法の悪影響も一部にあり，現在でも日本の精神科医療制度においては，経済的制約の大きい困難な状況が続いている。そしてその結果，精神科診療において，一診療当たりの診察時間が非常に短いという状況が，戦後 70 年続いてきている。そのために，10 分間の診療の実際について考察せざるを得ない状況が続いている事情がある。

　その医療保険による精神科診察料は，ヨーロッパ，オセアニア，カナダ，韓国，台湾などの先進国に比較して３分の１の低額であり，その結果として精神科医の人口当たりの人数は，同じ保険診療をしている先進国と比較してやはり３分の１しか存在していない。看護師やソーシャルワーカーなどの数も３分の１以下であり，そのような状況下で，私たちは日本の精神科診療をこなしている。そして，日本における触法患者の入院施設のスタッフの充実状況が，世界各国の先進国の標準的な精神科医療の平均的なものであることは，日本の精神科医がよく知っていることである。

　実際に，私たち日本の精神科医やスタッフは，このような劣悪な条件で精神科診療をしていることをよく自覚するべきである。

Ⅱ．１０分間診察の一般的特徴

　この場合には，その患者さんの症状や状況によって，その扱いが異なるが，一般的な状態の問題と，その個人の症状や障害の生活歴上の問題がある。それらを10分で診断し医療行為を行うということは，かなり困難な問題もある。しかし，特に初診診療の場合などに，診察時間を数回の加算にして増やしていくような方法によって，本来の初診診療に必要な時間を可能にできる面もある。

　そのためには，ここでは特に成人期の発達障害についてその中でも「重ね着症候群（Layered Clothes Syndrome）」について，10分間で診療する方法について考察したい。そのためには，「重ね着症候群」の基本的な視点を前もって確認しておくことが必要である。そして実際の治療において応用すれば，診察のポイントを押さえることが可能になる。

　10分間精神科診察では，対象になる患者さんの条件によって，その対応を変更する必要がある。他の先進国においては，一般診療において，一日に精神科医が10人前後の患者を診察することが当たり前で，一回当たり約30分の時間をかけて行うことが普通の診療である。これはそのよう

な条件に比べて，はるかに厳しいものである。そのために，前述のように診療時間の分割的な構造を数回加えて，必要な初診診療時間にしていく中で，押さえるべきポイントを診察者が逆により明確に持っておく必要が生じる。そして背景ではよりシステマティックな知識と，不十分な治療構造の利用についての準備が必要になるであろう。

Ⅲ．成人の発達障害の全般の特徴

1．子ども時代に自閉スペクトラム症の診断を受けていた成人が受診する場合

　この場合は，児童精神科医が基本的には持続的に診察していて，成人を専門とする医師に紹介されるときは，比較的条件が限定されているのではないかと思われる。

　例えば，障害自体がアスペルガー症候群レベルで，子ども時代からそのような診断を受けていて，学業や仕事もパート勤務など可能な者が成人部門に紹介されることも多いのではないかと思う。そのような場合には，継続的に，生活全体のチェックを兼ねて，持続的な相談を中心にしたものになるであろう。

　また，幼児期から児童精神科医に診察を受けていて，情緒的に不安定な状態になって成人部門に紹介される場合には，10分の外来診察での援助は困難で，基本的には入院治療の可能な病院診療が必要になる。

2．他機関で成人として発達障害の診察を受けてきた患者の紹介の場合

　他の場所で成人の発達障害の患者として診察を受けてきた患者の場合でも，多くは既に長期的に障害の外来診察を続けている患者であり，10分の診察時間を長期間続けていることによって，本人の定期的な継続診察や家族の指導などは可能であろう。状態が激しくなったための紹介以外では，入院可能な病院における診療が必要になる。

3. 新患の診察

　新患の診察については，10分で診察することは困難なので，発達障害や重ね着症候群の成人部門での初診の場合についての，基本的な視点を確認しておく必要がある。そして，全体を診断するには，第1回目の初診に30分使用するとして，さらに10分を少なくとも3回は追加して，1カ月くらいの回数の中で，合計60分以上の時間をかけ，発達障害の診断をしていく。実際には発達障害の患者群は，ほとんどの人たちが小児期，児童期に受診しているが，一部には，成人になって初めて受診する患者群が存在している。その中ではアスペルガー症候群が比較的多く見られるが，ここでは特に「重ね着症候群」の診断についてその特徴を示しておきたい。「重ね着症候群」ではないかと思われる者については，基本的に必要な診断基準を適用することになるので，背景に「重ね着症候群」の診断についての基本知識が必要になる。それについては，後に解説する。

　いずれにしても，10分間の診断を行う場合に，背景では発達障害や「重ね着症候群」の特徴と診断のポイントを理解しておくことが，より必要になるであろう。そして，診断のために，どこに焦点を当てていくかについての基本的な視点をしっかりと持っておく必要がある。

Ⅳ．仮診断が一応ついたとき

　最初の1カ月くらい数回の時間をかけて診断した患者は，アスペルガーや「重ね着症候群」の診断も仮診断としておき，時間をかけて必要なデータと診療経過をたどってある程度の確定診断がつくまでは慎重である方がよい。そのような状況の中で，どのような診察を続けるか，診療所での対応が可能な人か，家族やリハビリなどの他の援助を得れば対応できる人なのかなどを考察することが必要であろう。ここではまず，アスペルガー症候群や「重ね着症候群」を含めた発達障害全般の治療指針として，療育的精神療法と薬物療法などについて述べたい。

1. 療育的精神療法

　仮診断がついた後は，患者はかなり個性的な特徴を持っているので，その個性的な問題を考慮しながら対応していく。そのときに，できるだけ具体的な問題として，生活を共に考えるような方向が中心になる。一部の患者群で，神経症的パーソナリティ部分を並列して持っていて，空想機能が一部発達している場合には，精神分析的精神療法を提供することがある。

2. 薬物療法で比較的改善するタイプ

　この場合には，対象症状に対しては，一般の精神科臨床の症状と同じ状況で対応できる。

　薬物を投与して，情緒的に不安定なパーソナリティと見なされていた者が，情緒的には落ちつくこともある。そのために，就労が可能な人も見られる。しかし，薬物を投与して不安障害，抑うつ状態などが改善しているが，対人関係の敏感さ，知覚過敏などが十分には改善しない人，自明性の感覚が改善しない人などが多く，そのような場合には社会生活もかなりの指導が必要な人がいる。

3. 家族や社会資源の必要性

　患者さんによって，家族の理解が必要な人，デイケアなどへの参加が必要な人，研修センターなどへの参加が必要な患者さんなどが見られる。このようなときには，精神科医師が管理医として，家族や他の援助施設の担当者と協力すれば，10分間の継続的な診療によって，その患者の生活の長期的な相談を担うことは可能であろう。

　家族のみの相談の場合は，家庭での生活状態が引きこもりなどを中心とした者も多く，初期にはその家族の相談を10分ごとでも月に1回くらいのペースで行い，対応できる機会が到来するのを根気よく待つのが必要であろう。

4. 悪化の場合

　経過上，状態が悪化したりする場合には，大きな施設や病院への紹介などを考える必要がある。

V. 「重ね着症候群」の定義と診察

　「重ね着症候群」を診察する場合，その定義と診断プロセスを詳しく知っておくことによって，制限された時間の中で，その時間構造をうまく使用することが重要になるであろう。

1. 重ね着症候群の発見

　私たちは臨床を重ねるうちに，成人患者の中で統合失調症，躁うつ病，うつ病，各種パーソナリティ障害，神経症，依存症などの多彩な臨床症状を呈する患者群の一部に，背景に高知能型の軽度発達障害の傾向を持った患者群が存在していることが明らかにしてきた。そしてそのような患者群の臨床的特徴を表現する概念として「重ね着症候群」を提唱してきた。

2. 重ね着症候群の定義

　重ね着症候群の特徴を明記して，その定義とする（**表 1**）。まず，受診時 18 歳以上で，その時初めて背景の軽度高機能型発達障害が発見された患者群である。受診時の主訴は，種々の精神症状や行動障害であり，臨床症状としては，神経症，各種パーソナリティ障害，うつ病，躁うつ病，統合失調症，依存症など多彩である。

　さらに，心の成長過程における発達を基軸にした，発達障害の診断のプロセスを詳しく行い，心理テストも併用して全体像を把握する診断法を行うと，重ね着症候群の場合には背景に非常に軽度の高機能型発達障害の傾向を示す。背景の発達障害の傾向は，アスペルガー症候群のクライテリアを示すほど明確なものではない。また，診断では軽度の特定不能の広汎性

表 1　重ね着症候群の定義

---

1. 精神科受診；18 歳以上の患者（広義には 16 歳以上）。一部に精神科受診の既往
2. 種々の精神症状，行動傷害を主訴にして受診
3. 臨床診断としては，神経症，パーソナリティ障害，躁うつ病，統合失調症，依存などほとんどの精神科疾患をカバーしている
4. 精査を行うと，背景に軽度の高機能型発達障害が存在している（アスペルガー症候群のクライテリアを満たさない）
5. 高知能（IQ85 以上）のために達成能力が高く，就学時代は発達障害とはみなされていない
6. 一部に，児童，思春期に不登校や神経症，うつ状態，精神病様状態などの症状の既往がある。しかし発達障害を疑われたことはない
7. 小児期に発達障害が発見されて，成人に達した個人や，成人の初診でもアスペルガーの診断基準を満たす者は，「重ね着症候群」に該当しない
8. 背景の発達障害は器質的なものと考えられる。しかし，一部の非常に早期（0 歳児）に遺棄，ネグレクト，他の虐待を受けた者は，自閉的な傾向を示すものがあると言われる

発達障害傾向として記述してあるものにも該当するのであろうが，臨床症状の背景に隠されているために，これまでの診察では発見されることはなかったものである。定義上 IQ85 以上としているが，一部の患者は IQ150 以上に達する者も存在している。また，一部の患者群は，児童，思春期青年期前期，中期に不登校や神経症症状などを一時的に示している者があるが，背景の発達障害の傾向を疑われたことはない。なお，幼児，児童期，思春期前期に発達障害が既に発見されていた成人個人は，診断のためのクライテリアを充分満たす人たちが多く，固有の発達障害の診断をする。なお，一般に発達障害は，身体的，素質的要素が関係していると考えられている。しかし，一部に非常に早期（0 歳児）にネグレクトや遺棄，他の虐待などを受けた乳幼児が，発達障害の状態と類似したものを呈する場合があると言われているので，そのことも念頭に入れて，重ね着症候群の経過を長期にわたって観察する必要がある。

3.　重ね着症候群の診断基準

　実際に，重ね着症候群の発見のきっかけになったのは，パーソナリティ症候群の診断プロセスを時間をかけて行っている中で，発達障害の特徴を

確認した経験があり，多彩な各種精神科臨床症状の背景に存在する発達障害傾向の特徴が明らかになったのである。

　「重ね着症候群」の実際の簡便な診断プロセスは，**表 2，3** に記述している。

　その中での特徴は，前景の精神科臨床状態は，一般の精神科臨床の臨床診断をすべてカバーしている。他方，背景の発達障害の傾向は，全般的に一般の児童期に診断される発達障害の患者と比べて障害が非常に軽い患者が多いことである。また，養育者（ほとんど母親）への生育歴質問表（**表 4**）や，詳しい本人の生活歴を明らかにしていく中で，明らかになることが多いものである。(1) 臨床診断は，前述のように一般の精神科診療で見られる多彩な症状と同等な者である。(2) 乳幼児期に関する養育者の報告の中に，言葉の遅れ，過剰記憶，感覚過敏など発達障害の特徴を示している記載があれば，ほぼ確定診断になる。それは児童期においても同様である。(3) 思春期の情報に関しては，過剰記憶やタイムスリップなど，特異的な情報がある場合はほぼ確定診断になる。性衝動や攻撃衝動制御の不十分さ，対人関係の困難さ，孤立，従順，奇異型の特徴なども，確定診断の要素としてではなく，全体的診断のための一般的情報として参考になる。(4) 現在の対人関係の特徴；軽度ではあるが，やはり孤立，従順，奇異型などの特徴は，強力な参考情報になる。自明性の喪失，強いこだわり，タイムスリップなどはほぼ確定診断の要素としてみなすことができる。(5) 診断面接時；軽度ではあるがコミュニケーション障害，情緒的平板，自明性の消失と思わせる傾向，執拗なこだわりなども重要な情報である。(6) 家族に関しては，家系の中に精神科的障害傾向を持っている者が，比較的多く見られる。患者の両親，兄弟，祖父母などの直接の家族との交流の中では，葛藤がほとんどないものから葛藤的なものまである。それは本人の二次的なパーソナリティ障害の形成に大きな影響を与えるものなので，実際の臨床援助において重要な情報になる。(7) 養育者への患者についての生育歴質問表（**表 4**）と心理テスト；養育者への生育歴質問表と心理テス

表2　発達障害診断における確認プロセス（1）

A．本人の発達家庭
（1）乳児期，幼児期；言葉の発達，運動能力の問題，社会性，過剰記憶，関心の偏り
（2）児童期；社会性，言葉，運動機能の障害，過剰記憶，数字の把握，衝動的暴力，ADHD 様
（3）思春期，青年期；いじめ，不登校，社会性，攻撃衝動と性的衝動の制御
　　　親友，初恋，信頼のできる人物などの不在
　　　特殊な趣味

B．家族
（1）家族の歴史と葛藤の存在
　　　a. あまり存在しないケースも多い；従順型に多い
　　　b. 葛藤が存在する場合；
　　　　祖父母の剥奪体験など；家族の歴史の中での影響
　　　　しばしば両親による厳しいしつけ，折檻
　　　　衝動型の境界性 PD，自己愛性 PD，スキゾイド PD の臨床像が多い
（2）親族の中に精神科疾患，発達障害が比較的多い

　　　　　　　　　　　　　　　　　　　　　　　　　※ PD：Personality Disorder

表3　重ね着症候群の診断の確認プロセス（2）

C．最近の社会性，面接場面の特徴
（1）現在の社会性；対人関係の特徴
　　　受け身的，ひきこもり傾向　過敏型で積極的，トラブル型
（2）コミュニケーションの特徴
　　　情緒の平板，共感能力の欠如　思考過程，言語機能の障害
（3）自明性の障害
（4）情動の偏り，性衝動，攻撃衝動の制御不全；暴力，自傷
（5）激しいこだわり
（6）タイムスリップ　など

D．心理テストの結果
（1）MMPI；全体に不安が強く，不自然な波形，判断不能が多い
　　　迫害的不安のスコアが極端に高い
　　　強迫，対人緊張が強い
（2）ロールシャッハ；想像機能が貧困
　　　細部へのこだわり，全体像の把握力が貧弱
（3）WAIS-R；言語性と動作性の差が大きい（15 以上）
　　　差が見られない場合もある
（4）三者併用による確認の必要
（5）AQ-J（自閉スペクトラム指数 日本語版）

表 4　養育者（多くは母親）への生育歴質問表

患者さんの氏名　　　　　　　　　　　　　　　養育者の記入日　　　　　年　　月　　日

お子さんが 0 歳児から小学校時代のことについてお答えください

(1) 妊娠・出産について　①妊娠中に母胎・胎児に異常はありましたか，　②正常分娩でしたか
　　③出産体重は　　　　　　　 g

(2) 下記のようなことはいつ頃から始まりましたか
　　①首すわり　②寝返り　③はいはい　④歩行　⑤単語（例／マンマ）　⑥二語文
　　0 歳　　　　　　　1 歳　　　　　　　　2 歳　　　　　　　3 歳

(3) 以下の質問にお答えください（いいえ，はい）
　　①育てやすいお子さんでしたか　・はい；どんなところですか　・いいえ；どんなところですか
　　②お子さんは視線を合わせることが出来ましたか
　　③夜泣きはありましたか
　　④人見知りはありましたか（程度）
　　⑤迷子になることが多かったですか（具体的な状況）
　　⑥おむつはいつ頃はずれましたか
　　⑦何歳までおねしょをしましたか
　　⑧トイレットトレーニングはスムーズにできましたか
　　⑨特定のものを怖がることがありましたか（具体的に）
　　⑩一人で遊んでいるのを平気で泣子でしたか
　　⑪音に敏感なお子さんでしたか。どんな音でしたか
　　⑫次の中からお子さんにみとめられたものは
　　　　（チック，爪かみ，吃音，指しゃぶり，自傷行為，おねしょ）
　　⑬偏食はありましたか　⑭思うようにならないとかんしゃくを起こすことはありましたか
　　⑮同世代との集団の行動はどうでしたか　⑯運動が得意でしたか（特に苦手なもの）
　　⑰よく怪我をするお子さんでしたか（どんな状況で）
　　⑱お子さんが自分でできるようになるまで時間のかかったものは
　　　　（靴結び，ボタン留め，着替え，逆上がり，自転車乗り，特になし）
　　⑲乗り物酔いをしやすかったですか
　　⑳理由もなく突然笑い出したり，泣き出すようなことがありましたか

(4) 記憶力が優れているお子さんでしたか（幼稚園児なのに漢字を覚える，ピアノなど譜面を見ただけで弾く，いろいろな車の種類が言える，電車の時刻表を覚えているなど）

(5) 強い興味を持ったもの。何時間でも過ごしたりしていた具体的なもの

(6) これをしないと落ち着かない特定のこだわり（同じ服しか着ない，同じ遊びを繰り返すなど，具体的に）

(7) 幼稚園の先生や学校の先生から，お子さんについて気になることを伝えられたことがありますか（具体的に）

(8) 大好きな遊びは何でしたか（幼稚園入園前，入園後，小学校時代）

(9) 今までにお子さんがかかった病気のこと（アトピー，自家中毒，けいれんなど）

(10) 医療機関・教育機関に相談されたことはありますか（いつ頃どのようなことで）

(11) その他お気づきのことがあれば自由にお書きください。
　　　（実際は記述欄が必要ですので，A4 で 4 ページの質問票です）

広島市精神保健福祉センター製作　2002 年

表5　重ね着症候群の背景の高機能型発達障害傾向（1）
以下の特徴の一部が存在（アスペルガーと共通した非常に軽度の特徴）

A. 認知の障害の特徴
（1）刺激・情報の取り入れ－分析・統合－意味の理解
（2）認知障害のための症状
　　①学力への影響　②言葉への影響　③対人関係への影響（社会的認知能力の障害，図々しさ，勝手，わがままと誤解される）　④生活習慣，しつけの困難　⑤行動面，極端なこだわり
B. 社会性とコミュニケーションの障害
（1）他者の感じ方や考えを理解することの困難
　　①相手の気持ちを傷つけることがわからない
　　②恥ずかしさや周囲の迷惑がわからない
　　③相手の意図を読み取ることができない
　　　（ニュアンスがわからない　冗談がわからない）
（2）コミュニケーションの障害
　　①言語能力の問題　②会話スキルの問題
（3）心の理論の障害：周囲の出来事と自身の感情の関係，周囲の人との情報から心の状態と行動との関係を理解することの困難（自明性の喪失）

トの情報は，しばしば「重ね着症候群」の診断の決め手になることがある。スクリーニングとしての AQ-J では 26 点以上は疑いが強く，32 点以上はほぼ確定できる可能性があるが，このテストだけでは断定できない。MMPI は優れたスクリーニングテストであり，極端な抑うつ，情緒の平板化，迫害的傾向の強い特徴などを示すことがある。ロールシャッハテストについては，複雑な要素が関与しているために簡潔にまとめることはできないが，全体の反応数が非常に少ない場合，細部へのこだわりが強く，形態認知が不十分な場合，色彩反応が極端であることや，逆にほとんど見られない場合などの特徴を示すものが多いようである。WAIS-Ⅲ では，言語性 IQ と動作性 IQ の差が 10 点以上あれば，軽度発達障害傾向の疑いが強く 15 点以上になればほとんど確定診断になる。また，下位機能が不揃いになることも特徴の一つである。しかし，これらの特徴もすべてが揃うことがないものもあり，全体の生活歴の特徴，家族の歴史と関係性などを総合的に判断して診察の参考にすることが多い。**表5，6** にて，背景に見られる発達障害の軽微で部分的な特徴を，アスペルガー症候群の診断ク

表6　重ね着症候群の背景の高機能発達障害の傾向（2）
随伴症状や併存症状（アスペルガーと共通した非常に軽度の特徴）

C. 随伴症状
（1）感覚異常　視覚，聴覚，味覚，嗅覚，皮膚感覚
（2）運動の障害　ぎこちなさ　カタトニア　チック
（3）多動
（4）てんかん
D. 並存することの多い障害
（1）注意欠陥／多動性障害（ADHD）
（2）学習障害（LD）①読む，書く，計算する　②聞く，話す，推論する　③社会的適応性に関わる能力，運動動作能力
（3）トゥレット障害　チック
（4）過剰記憶
（5）タイムスリップ
（6）サヴァン症候群

ライテリアの配列を利用して述べているが，それは部分的なものなので，アスペルガー症候群としての診断基準は満たさない軽微なものである。

4. 実際のプロセス

　このような基本的な情報を背景に持って，養育者への質問表，本人の診察における心の成長と発達状況における問題点の把握，心理テストの結果などが診察のポイントとなる。

　実際の診察では，養育者への質問票と AQ-J は，数回の部分的初診の第一回目の初診の時に，患者に渡しておく。それを次回に診察者が目を通すことで，多くの情報を得ることになる。心理士が同じ医療機関にいる場合には，MMPI を患者に手渡して，自宅で記入してもらう。また，WAIS-Ⅲ，ロールシャッハテストを予約しておく。心理士が働いていない場合には，他の機関に依頼し，WAIS-Ⅲだけは少なくとも実施しておくことで，重ね着症候群の診断には大きな助けになる。

5. 薬物療法の知識

　重ね着症候群の場合には，本人が苦しんでいる症状に対する薬物と発達障害を改善する薬物を併用する必要が多く見られる。

　①各種の臨床症状に対しての薬物療法

　軽い抑うつや不安，対人緊張などはエチゾラムやアルプラゾラムなどによって，発達障害に伴う不安などが改善して，社会的な交流も改善する者がある。

　パーソナリティ障害や摂食障害，うつ病，躁うつ病，統合失調症などに対しては，その背景にある発達障害に対する薬物と症状に対する薬物を，双方処方するのが必要なことが多い。

　パーソナリティ障害の場合には，その主症状によるが一定以上の重症例の場合には，第二世代抗精神病薬が奏功することが多い。つまり，アリピプラゾール，リスペリドン，ペロスピロン，クエチアピンなどである。その他にも，状態によって，他の第二世代抗精神病薬を使用する。うつ状態を合併している時には一般の抗うつ剤を併用する。

　うつ病が主訴である場合には，フルボキサミン，パロキセチン，ミアンセリンなどを使用する。また躁うつ病には，炭酸リチウムなどの抗躁剤を使用する。

　統合失調症様の症状に対しては，第二世代抗精神病薬を投与する。

　全体的に各症例によって，薬物効果の特異性があるため，適切なものを投与するまで根気よく対応することが必要な人が多い。

　②背景の軽度発達障害に対しての薬物投与

　重ね着症候群の場合には，臨床症状の改善に対する薬物と，背景の軽度の発達障害傾向に対する薬物を併用することが必要なことも多い。患者の特性があり，一律には言えないことが多いが，アリピプラゾール，クエチアピン，リスペリドン，ペロスピロンなどは，背景の発達障害の状態の平穏化に効果が見られることが多い。これらの処方は，症状と背景の発達障害の状態によって処方していくが，それでも個人の薬物対応性もあり，工

夫しながら模索していくことが多い。

　これらは，統合失調症様の症状に対する治療薬でもあるので，精神病的症状を呈する患者には，精神病症状と背景の発達障害に関しても同時に奏功する治療薬でもあろう。しかし，2種類以上の投薬が必要な場合もある。

　なお古典的な薬物としては，背景の発達障害に対して，ペルフェナジンは少量で，劇的な奏功を呈することがある。

文献

1) 浅田護：「自閉的パーソナリティ」を有する精神病的パーソナリティの成人症例．精神分析研究, 49, 2005.
2) 池田正国, 衣笠隆幸, 谷山純子：成人期に発見される高機能発達障害. 広島精神神経医学会発表, 2001.
3) 衣笠隆幸：境界性パーソナリティ障害と発達障害 — 重ね着症候群について. 精神科治療学, 19(6)；693-699, 2004.
4) 衣笠隆幸：重ね着症候群と経度発達障害. 現代のエスプリ　スペクトラムとしての軽度発達障害, p.215-226, 2005.
5) 衣笠隆幸：パーソナリティ障害と発達障害 — 重ね着症候群の研究. 精神医療, 49；35-45, 2008.
6) 衣笠隆幸, 池田正国ほか：重ね着症候群とスキゾイドパーソナリティ障害 — 重ね着症候群の概念と診断について. 精神神経学誌, 第109巻, 2007.
7) 世木田久美, 池田正国, 衣笠隆幸ほか：思春期以降に診断される高機能型発達障害について. 広島精神神経医学会発表, 2003.
8) 世木田久美, 池田正国, 衣笠隆幸ほか：当センターを受診した種々の精神症状を呈する思春期以降の高機能型発達障害について — 「重ね着症候群」. 精神分析的精神医学　創刊号, p.86-93, 2005.
9) World Health Organization：The ICD-10 Classification of Mental and Behavior Disorders:Clinical Descriptions and Diagnostic Guidelines. World Health Organization, Genève, 1992. (融道男, 中根允文, 小宮山実ほか監訳：ICD-10 精神および行動の障害. 医学書院, 東京, 1993.)

第8章

成人ADHD患者の治療について

姜 昌勲　きょうこころのクリニック

Ⅰ．はじめに

　長引く不況や，終身雇用社会の破綻など，日常生活において「安定」という言葉は失われつつあり，現代社会はいわゆる「メンタル不全社会」とも言える状況になっているのは論を待たない。

　そのような背景で，外来精神科臨床現場にはたくさんの患者が訪れ，現在多くの医療機関では初診待ち期間の長期化，また一人の患者にかけることのできる時間は限られているのが現状である。成人発達障害の支援についても，初診は30分取ったとしても，2回目からの診察は5分から長くても10分程度の診療時間しか取ることができない状況である。

　今回，10分間の診療で成人発達障害の支援について何ができるのか，というテーマであるが，筆者は発達障害においても特に注意欠陥・多動性障害（ADHD）診療をメインとしていることもあり，「成人ADHD患者における短時間精神療法」について詳述していきたいと思う。

　まずは最初に，成人ADHD患者の初診からの診療パターンについて総論的にまとめておく。

　そして，再診での短時間精神療法を成功させるには，実は初診の診察の構造設定が非常に大事であるので，初診での診療について気をつけたいポイントについて述べる。

　その後，成人 ADHD 患者における短時間精神療法について具体的に書いていきたい。

Ⅱ．成人ADHD患者の診察パターン

　精神科を訪れるすべての患者において，初診は通過しなければならない診療である。現在の診療報酬制度においては，初診において 30 分以上の診療をしなければ，通院精神療法は算定できない。なので，すべての精神科診療においては，初診 30 分以上の診療を行っているという前提で論じたい。初診から短時間精神療法を行う，というのは間違いである。初診でしっかり 30 分程度の診療を行うからこそ，後に短時間精神療法が成立するのである。これについては後ほど詳述したい。さて，初診時に注目すべきポイントとしては，「主訴が何であるか」であるが，実は ADHD 患者において，初診時の主訴が「ADHD かどうか，明らかにしてほしい」というパターンは，多いもののすべてではない。ADHD 患者において，うつ病や不安障害，依存症など，さまざまな合併症を生じることはよく知られているが，初診時にそのような併存障害の主訴で受診することが，実は決して珍しくはないのである。なので，うつ病や不安障害，依存症などの治療を行っていくうえで，次第にベースにある ADHD に治療者や患者が気づくことになり，確定診断への道をたどっていくわけであるが，今回はこの併存症治療の過程での精神療法については，割愛させていただきたい。これは多種多様な経過をたどり，とても一般論的，総論的にまとめることができるわけではないからである。

　ADHD と確定診断を経てから，どのような精神療法を短時間という限られた診療枠で行えるのか，ということについて書いていきたい。

Ⅲ．ADHDと確定診断をされた患者の，診療フォローパターン

これには以下のパターンが考えられる。(1) 抗 ADHD 治療薬（メチルフェニデート，アトモキセチン，最近成人でも使用解禁となったグアンファシン）による薬物療法の効果判定，治療継続を行うパターン　(2) 合併するうつ病や不安障害，依存症などの治療と共に，ADHD 治療も行っていくパターン　(3) 薬物療法は行わないが，精神療法のみで生活指導や認知行動療法などの治療を行うパターン　(4) 職場や家族環境調整などを行うパターン。

つまり，大きく分けて「薬物療法と精神療法」「精神療法のみ」というパターンに分けられる。ADHD 治療において，精神療法のみで患者の生活改善を図る，というのも精神科医としての腕の見せどころ，醍醐味であると筆者は考える。薬物療法に傾倒しすぎず，かといって否定もせずに，バランスのよい治療を心がけたいものである。そのためには，まずは正しい診断と，環境調整や生活指導などの精神療法を行った後，それでも大きな改善が望めない場合に，薬物療法を検討する，という手順が必要であろう。

では，初診時にやるべきこと，気をつけることについて述べたい。

Ⅳ．初診でやるべきこと，気をつけるポイントについて

再診でスムーズに短時間精神療法を行うには，初診での診察の土台作りが大切である。初診で長時間の診察を受けた患者は，2 回目からもそのような診察が続くと思って当然である。なので，必ず初診の最後に，「今回は初めてですのでお時間を取らせていただきましたが，2 回目からは 5 分前後，長くても 10 分の診察になります」とハッキリと予告するのである。このような構造化，限界設定は，発達障害患者においては特に有効であ

る。逆にこのような宣言を行わずに再診の診療をするのは，百害あって一利なしと言えよう。

　その他，初診からは，ADHD であるかどうかの鑑別診断など必要な過程を行っていく必要があるのだが，これについては割愛する。詳しくは筆者の書籍[1, 2]を読んでいただきたい。

V．再診での短時間精神療法を成功させるために必要なツール

　いくら熟練した精神科医といえど，自分の話術やテクニックのみで，短時間精神療法を成功させるのは難しい。気が操れるとかオーラが見えるとかごくごく一部のスーパー精神科医なら可能かもしれないが，筆者を含め多くの精神科医は気など操れないし，そういう意味においては凡人である。凡人精神科医は，使えるものならなんでも使う，というのが基本である。精神療法の勉強としてはさまざまな精神医学的，ないし心理学的技法が存在し，その研究やアップデートは意識しておきたいものである。料理人が錆びた包丁一本で料理したところで，大した味も提供できないのと同様，精神科医も，日々日常の自身のアップデートにしっかり取り組んでいく必要があると考える。そのうえで，細かい技法の使い方や構造設定について，各自取り組んでいただきたい。決して付け焼き刃的発想で精神療法の診療が乗り切れるわけではないのである。

　筆者なりに努力している，取り組んでいる具体的な方法について紹介したい。現代社会において使えるもの，それはインターネットであろう。

VI．インターネットを用いた補助ツール

　筆者が運営する医療機関（きょうこころのクリニック）で使用しているツールを紹介する。**図 1**のように，診察時に医師に聞きたいポイントについて，患者側から事前に送信できる問い合わせフォームを，ホームペー

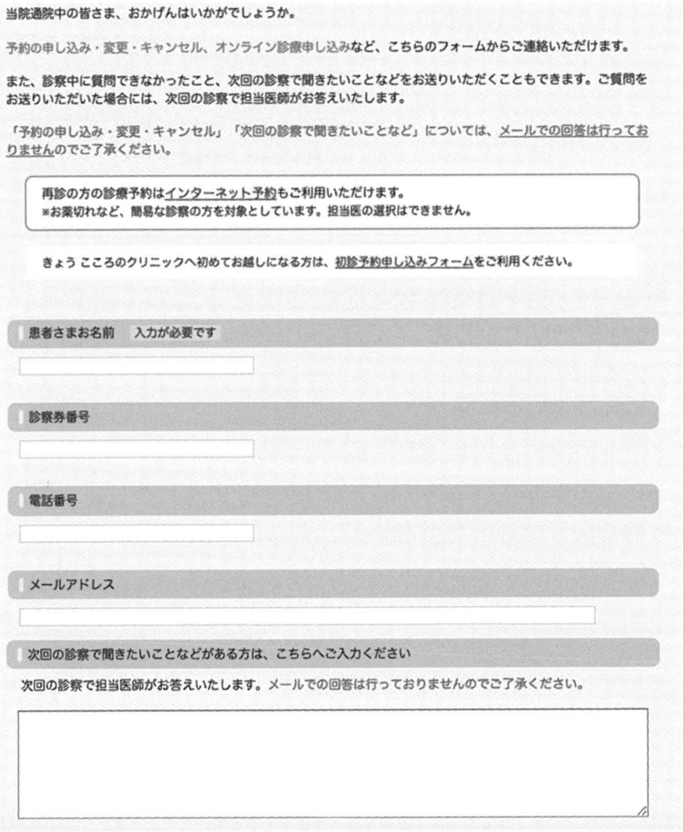

当院通院中の皆さま、おかげんはいかがでしょうか。

予約の申し込み・変更・キャンセル、オンライン診療申し込みなど、こちらのフォームからご連絡いただけます。

また、診察中に質問できなかったこと、次回の診察で聞きたいことなどをお送りいただくこともできます。ご質問をお送りいただいた場合には、次回の診察で担当医師がお答えいたします。

「予約の申し込み・変更・キャンセル」「次回の診察で聞きたいことなど」については、メールでの回答は行っておりませんのでご了承ください。

> 再診の方の診療予約はインターネット予約もご利用いただけます。
> ※お薬切れなど、簡易な診療の方を対象としています。担当医の選択はできません。

> きょう こころのクリニックへ初めてお越しになる方は、初診予約申し込みフォームをご利用ください。

患者さまお名前　入力が必要です

診察券番号

電話番号

メールアドレス

次回の診察で聞きたいことなどがある方は、こちらへご入力ください

次回の診察で担当医師がお答えいたします。メールでの回答は行っておりませんのでご了承ください。

図1　問い合わせフォーム

ジに実装している。

　ADHD患者について，うっかりなどの物忘れが頻繁にあることはよくあることだが，しばしば診療が終わってから受付窓口などで事務に「先生に聞き忘れたことがあるんですが」など問い合わせをし，医療機関の運営に支障を来すこともある。

　筆者は自分の患者には個人のメールアドレスを教え，診療前に聞きたいポイントを送るよう指導していたが，多数の医師が筆者のクリニックに勤務するようになるにつれ，筆者の独特なやり方を他の勤務医に強いること

は難しいと感じるようになった。

　そこで，ホームページに患者からの連絡フォームを実装することを思い立ったのである。これにより，医師の個人的なメールアドレスを患者に教える必要もなくなった。

　いただいたメールについて，医療事務スタッフが問い合わせ内容をコピーしてカルテにペーストすれば，次回診療時にその内容についてフィードバックできる，という仕組みになっている。

　この方法で，診察室で患者が医師に質問する前置きや時間を大幅に短縮することが可能となった。

Ⅶ. 一度の診察で質問は多くても二つ

　ADHD 患者においてはしばしば話があちこちに飛び，とりとめなくまとまりなく話が展開していくことも多い。なので，一度の診察で質問は一つ，多くても二つ，というルール設定が必要である。これも診療時間の予告と同様，しっかり最初に予告と説明をしておくことが大切である。過去，筆者は質問は二個から三個，と考え，自著や講演などで話していた時期があったが，三個となると診察がまとまらなくなることにこの数年気づき，質問は一つか二つが成人 ADHD 患者の短時間精神療法においてはベストであると考えるようになり，そのようにルール設定を行うようになった。質問を絞ることにより，問題が焦点化され，選択的注意の弱点を有する ADHD 患者においては，利点だらけであることに，実践して改めて気づいた次第である。さて，三つ目の質問になると，それは次回に相談に乗りましょう，と伝えるか，もしくはたくさんの質問がある場合は，その中からまず一つ選ぶとしたらどれでしょう，と患者に選ばせる，もしくはこちらが選んで診察のテーマにする，という対応も必要になるのである。

　大枠のところとしては以上であるが，それでは以下，さらに細かいテクニック，Tips 的なところについて述べていきたい。

Ⅷ. カルテの書き方

患者は忘れっぽいというようなことを書いたが，実は医師も忘れっぽい。これは発達障害臨床に携わる医師も ADHD 特性を持っているものが多いから（という説もある）か，それとも単純に多忙なだけなのか，それはわからないが，医師自身も「忘れる」ということに対する対策が必要である。患者にネットツールを利用していただいたように，医師も使えるツールは積極的に利用したい。医師にとって記憶を外在化できる最大かつ手近なツール，それはカルテである。短時間精神療法は，一話完結の単発のドラマというよりは，連続ドラマ的なところがある。例えば某国営放送局の朝ドラは一話 15 分と短いが，積もり積もれば非常に長い時間のドラマを描くことができる。精神療法もそのように考えていきたい。短時間精神療法を壮大なドラマに仕立てる，そこで活躍できるツールは「カルテ」である。カルテが連続ドラマにおける台本のような役割を果たすわけである。何を聞いたか，何が診察のテーマになったか，医師がどのようなアドバイスをしたのか，患者はどのように答えたのか，そのあたりは漏らさずにしっかり記録しておきたいところである。

Ⅸ. 患者へのアドバイス

さて，ではどのように診察中に患者にアドバイスするのがよいのであろうか。やはり，観念的なアドバイス，抽象的なアドバイスよりは，具体的なアドバイス，実践的なアドバイスを心がけたいものである。筆者は「ぼちぼち」という観念的かつ抽象的アドバイスもしばしば用いるが，それでも「ぼちぼち」というのは「腹八分ではなくて腹六分，つまり全力の約 60% くらいだよ」というような，できるだけ数値化したようなアドバイスに転換するようにしている。具体的なアドバイス，実践的なアドバイス

というのは，臨床家の生き様がそのまま表れると筆者は考える。底の浅い生き方しかできないとそのようなアドバイスは 5 分の診療時間中に咄嗟には出てこないものである。そのためには，何が患者の役に立ちそうなのか，考え続けながら日々暮らすという生き様が必要になると思う次第である。また，A という患者に有効であったアドバイスが，B という患者に有効かといえばそうでもないのである。これはプロ野球で言うところの投手で言えば投球フォーム，打者で言えば打撃フォームにも似ている。オーバースローの投手もいれば，サイドスローの投手もいる。速球が売りの本格派投手もいれば，変化球が主体の変則派投手もいる。投手コーチはそれぞれのフォームや特性をしっかり見定めたうえで，アドバイスをしている。精神科医も同じように，患者それぞれのスタイルを理解したうえで，その人その人に応じた個別的なアドバイスを送る必要がある。ここで根性論などは全くもって無意味である。関西の人気長身投手が根性論で潰されかけたように，人生において根性論など必要はない。根性ややる気に頼らない，効果のある具体的なアドバイスができるように，臨床の技量を日々磨いていきたいものである。

X．薬物療法について

　成人 ADHD 患者において現在使用できる薬剤は 2 剤，メチルフェニデートとアトモキセチン，そして 2019 年 6 月よりグアンファシンも成人適応が追加承認された。

　薬物療法については，意思決定の共有（Shared Decision Making：SDM）という考え方が大切である。これも限られた時間であるので，製薬会社が作成している患者向けの資材などを積極的に活用したうえで，患者と一緒に SDM を行い，使用薬剤を決定していきたい。また，内科疾患のように血液検査などの客観的かつ絶対的な指標を用いて効果判定を行えないところも注意が必要である。この場合，主観的障害単位尺度（Subjective Unit of Disturbance：SUD）という考え方で，患者の困り度などを数値化してもらい，投薬前と投薬後について比較して効果判定する，というような方法も有用である。

XI．まとめ：10分間診療でできること

　10分間を長いとみるか短いとみるか。カップラーメンが茹で上がるのを待つ3分間は非常に長い時間であるが，それにも関わらず患者にとって10分診療が短い，と感じられてしまうのならば，それはそう感じさせる医師にも責任はあると思う。10分間診療では相当中身の濃い濃密的な診療ができるはずである。とは言え，会話を10分間していたらそれでいいかと言えばそうではなくて，患者を呼んで，診察室に招いて，カルテを書いて，次回予約をとって，投薬して，会計処理をして，次の患者を呼ぶ，それをすべて10分以内にしなければならないとなると，慌ただしいと感じる医師もいるかもしれない。しかし，現在の診療報酬制度においては，診察の数をこなしていかなければ，医療経営は成り立たないのも現実である。回転数を上げるだけの虚しい診療に陥ることのないよう，そこにやりがいを感じるには，やはり患者がよくなる，生活の質が上がっていくのを間近にみていく，そのような成功体験が医師にも必要であると思う。大人の発達障害診療は専門の医療機関で行ってほしい，と紹介されてくる患者が未だに多いのも現実であるが，大人の発達障害診療は精神科医であれば誰でもできると筆者は考える。統合失調症の診療ができない精神科医など，聞いたことはないが，発達障害診療ができない精神科医がいるという現実をどうもこの業界は黙認しているように感じるのである。統合失調症は全人口の1%と言われるが，発達障害はそれ以上に患者数は多いのである。ちょっとした構造化，テクニック習得で，大人の発達障害診療はスムースに進むし，効果も充実感も得られるものになると筆者は感じている。一人でも多くの精神科医が大人の発達障害臨床に携わっていただける

ことを願っている。

文献

1) 姜昌勲：明日からできる大人の ADHD 診療. 星和書店, 東京, 2013.
2) 姜昌勲：大人の発達障害診療マニュアル ― 7 つのステップでわかる大人の ASD・ADHD. 中外医学社, 東京, 2014.

第9章

成人発達障害者を理解するために

──10分間の診療でできること，できないこと──

齋藤 治，齋藤 順子　立川パークサイドクリニック

Ⅰ．はじめに：10分間という診察時間

　私の勤務する立川パークサイドクリニックは，2008年11月に開業，丸10年が経過した。開業以来，精神科のことならどんなことでも断らずに診察を引き受けていたら，折からの「大人の発達障害」ブーム，他では診てもらえないのでと，患者さんが次々に予約を申し込んできた。最近は初診予約の9割がそんな方たちで占められている。

　1日に診察可能な患者数は30名という師匠の教えに従って，当初は35名位まで診ていたが，最近は25名程度である。それでも朝9時から夜7時までの診療時間が短縮するわけではなく，開業したら昼食はゆっくりとれるだろうとの思惑も外れてしまった。30分に3人の予約で始めた予約診療が，1人の診察が10分の枠に収まらなくなっている。

　発達障害も当初は，希望に沿って診断がゴールであったが，途中から，それがゴールにならなくなった。インターネットや書籍を通じた啓発が徐々に浸透し，患者自身が，初診の時からチェックリストのメモを持ち込み，自分で診断作業を既に進めているのも変化である。しかし，能々話を

聞いて行くと，世間で言われている特性に合わせ過ぎて，仕事選びもそれに合わせ選択の幅を狭めすぎて断念するなど，逆方向の「過剰適応[2]」，一種のセルフスティグマ[1] があることに気づかされた。これでは，自ら熱心に集めた知識や情報がかえって本人の生きづらさを増強させかねないという危惧さえ感じた。そうした不幸な誤解を解くためには，診断に終わらず，時間と回数を重ねてのお付き合いが必要と考え，本人が望めば，1～3カ月に1回の通院で，当人の時々の悩みに対するワンポイントアドバイスは可能であると提案，診断後の通院継続を希望する方も増えてきた。そこでは，例えば，話下手という方には，営業は，必ずしも立て板に水の流暢な話をする人ではなく，朴訥だが誤魔化しが無く正確な知識を提供する人が客の信頼を得て，好成績を収める場合もあるなどといった話をする。

　発達障害の他にも，うつ病や神経症のみならず，統合失調症や双極性障害も減薬から断薬にこぎつけ，さらに治療を終結することが目標となってきた[4]。そんなことも，診察時間の延長を招いていることに気づいたのである。一方で，治療目標は，「快食快眠快便」と至ってシンプルなものへと向かいつつある[3]。それなのに診察時間が延びてしまう。これはどうしたわけだろうかと，診察の中身を振り返ると，面接は長屋の隠居のような話になり，食事のメニューの点検や工夫，おまけに時には腰痛体操の実地指導まで加わったりするのだから，診察は長引く筈である。どうしたら，10分間のコンパクトな診察が可能となるのか，現在の私には些か難問である。

Ⅱ．診察の流れ

　現在，立川パークサイドクリニックに通院中の患者数は700名弱である。約300名が自立支援医療を利用，その4分の3が精神障害者保健福祉手帳を持ち，さらにその半数の約100名は障害年金受給者である。クリ

ニックは，カウンセラーが一人でカウンセリングと心理検査を担当，臨床検査技師が一人で脳波，心電図，血液検査を担当，医療事務が一人で医事会計，窓口・電話対応，医療秘書業務を引き受ける。

　医師は私一人で，代替がいない。上の診断書もすべて一人で作成するので，休日の多くをこれに当てざるを得ない。ケースカンファレンスの無いクリニックではケースの診療を振り返るよい機会になると考えて，あれこれ思い出し，考えながら書いている。

1．初診

　当院の初診の所要時間は，60分から90分である。人の出会いで第一印象はその後の関係を決定づけると言っても過言ではない。初診の面接とは，偶然の出会いではなく，そのつもりで相対するために互いに構えがあり，特に患者側は不安や緊張，そして期待など複雑な思いで診察に臨むことになる。

　開業以来，当院の初診時診察は，予診・本診の区別などはなく，最初から最後まで，私が一人で行う。「最初から」とは，問診票や紹介状に目を通した後，待合室に出向き，呼び込み・案内から始めることだが，患者が待合室で待っている時の表情，姿勢，服装，同行者の顔ぶれ，彼らの席の取り方など，最初に直接入手可能な他覚的情報が得られて便利である。

　先に診察室に入り着座して本人の入室を待ち，入室した本人に着座を促し，本人および同席者の確認をした後，自己紹介をする。本人以外に，誰が同席するかは本人の意向に従う。

　面接の流れは，受診目的の確認から始める。当院への受診（予約）を思い立った理由，これには受診が誰の提案かも含まれ，それが本人以外で，提案者が同席していれば，その方から経緯を説明してもらう。これは，特に本人が受診を望まず，不承不承の受診の場合など，背景の事情を知ることは，逮捕・連行・取り調べとは異なるので，精神科面接が成立するための基盤の有無を確認する意味で，面接の主催者としては，進行上欠かせな

い手続きである。主訴に傾聴し，医療の枠組みの中でそれに応え得る見通しが立ちそうだとの心積もりが当方にできれば，診察に入る準備が完了したと判断する。その後に，初診のゴールについて，初診一日では本人の期待にすべて応えられず，診断とその後に提供できるサービスの見通しを付けるには，初診時検査等のため日を改めて数回の来院が必要なことを伝える。この準備が整ったところで，続く面接の内容が，本人の生い立ちや家族情報など時間をかけて当方からの質問攻めが始まることを伝え，了承を得たところで，治療歴，家族歴，そして本人の生い立ちの順に尋ねてゆく。

　まず，治療歴について，これまでの医療機関だけでなく，専門の相談機関やカウンセリングの利用などできるだけ手短にメモ的に尋ねる。これを念入りにやると，前医への批判や診断後に始まる筈の治療や手当が主題となってしまうからである。しかし，当院への受診にかける思いについて，専門医の見解を一応聞いてみたいという念の為の受診やセカンドオピニオンを求めるものから，当院で最終的に人生の決着を付けようというものまで，迎える側としては相手の言語化されない来院の心積もりを知るプロセスでもある。

　続く，家族状況の聴取は，両親・同胞に終わらず祖父母の代まで職業や人柄まで遡ることが肝要と考えている。本人の知らないことも多く，家族が同席していれば，情報を補ってもらう。父親の仕事や年齢も知らないこともある中で，初めて聞く内容も結構あるらしく，本人が関心を持って聞き入る様子も見受けられる。両親が離婚している場合は特にだが，父方・母方どちらの実家がより身近だったのか，親代わりに世話をしてくれた祖父母がいたのか，それとも親子だけの核家族で祖父母の影が薄いのかなど，両親の親子関係や家風について３代遡ることは，来院の経過にかかわる親子の心理的葛藤から離れ，本人も含む同席した家族間で比較的冷静に家族について振り返る機会を提供することにもなる。何より，本人がどんな目標を立てて人生に臨んできたのか，身近な家族の期待や本人の意気込

みなど，発達・成長の舞台背景を窺い知ることは生活療法には欠かせない事柄である。無論，発達障害の家族負因情報を得るのにも有用であり，当人も誰に似たとか，「父親は間違いなくアスペだ」などという話も気楽に出てくることになる。

いよいよ本人については，出生から，既往症まで聞き，現在については睡眠，食事の現状を聞く。特に体重の増減の経過（極大値と極小値とその時期）について聞くと，本人の生活の安定度や，併存する躁うつの気分循環の傍証を得ることにも役立つ。

その後に，保育園・幼稚園に始まる生活歴を順に聞いて行くが，そこでは本人の苦手と得意を聞きながら，「過去の栄光や勲章」となるエピソードを拾い上げる。運動は苦手だったが走るのはまあまあだったと言えば，リレーの選手に選ばれたことは？　と問い，そうだったという答えが返ってきたりする。絵が好きで授業中も絵ばかり描いていたという方には，自作の絵が展示されたり，受賞したことはなかったかと尋ねてみる。これらは，後の治療開始後の趣味探しなどにも役立てることができる。

こうして，現在まで辿りつくが，直近のところは，冒頭でも聞いているので，諸検査後の再診の機会に譲り，長々とはやらない。

「最後に，身体のバランスなど診ます」と前置きして，神経学的検査を短時間で行う。

この時，最近多い，面接中ずっとマスクをしている相手には，満を持して，マスクをはずしてもらえるかをお願いする。舌出し検査をすると言うと大概は納得してもらえるし，最終盤とはいえ顔や表情の全貌が現れ，互いに顔を見交わす機会を得ることになる。検査中，動作を身振りで指示すると，エコプラキシア（echopraxia）を認めることもある。利き手を訊ねた後，両手を組んでもらうと，右手利きなのに左親指を上に組む方が圧倒的に多いのに驚く。対光反射の検査では，光が眩しいとか感覚過敏について問い合わせる。この時コンタクトレンズ着用の有無を尋ねると，勉強嫌いで学歴もないという方が，「裸眼です」と答えるのに少々驚くこともあ

る。最後に立ち上がって，片足立ちをお願いするが，この時にはリラックスして，「あれっ」「だめだ」とかの自発語を耳にしたりもする。長いインタビューの後，アクションを伴う神経学的検査では，一種の打ち解けた雰囲気も生まれ，次回以降のお付き合いに道が開けるかを占うことにもなる。

　診察の結びに，冒頭に予告した次回以降の検査予定について説明し同意を得て，初診が終了する。

2. 検査と診断

　脳波，心電図，血液検査を一人の臨床検査技師が行う。血液，心電図は3カ月以内に健診などで実施していれば，結果を持参してもらい，行わない。心理検査は，東大式エゴグラム（TEG），AQ，ASDI，ADHD（DSM），バウムテスト，PARS-TR をカウンセラーがすべて行う。WAIS は初診時検査セットには含めず，必要に応じて追加する。

　TEG が心理検査の入口である。検査時，質問の意味理解など患者から質問があればこれに応じ，終了後は集計を患者自身にお願いする。その経過で，常識的態度，読字速度，計算力の情報も収集できる。

　AQ は自前の翻訳を使用，末尾に「好きなこと」「得意なこと」「困っていること」について自由書記式の質問が付いている。

　ASDI，ADHD（DSM-5）についてはインタビュー方式である。

　バウムテストは，臺式簡易精神機能検査（UBOM）から選択，採用したものである[7]。但し，用紙は A4 サイズを用いている。検査の予約時には，「絵を描いてもらう検査がありますが，簡単なもので結構です，展覧会に出すような絵を描く必要はありませんので」と伝え，絵が苦手な方にも，画才のある方にも，検査の思惑がやんわりと伝わるように工夫している。

　上記の検査を3日に分けて行い，検査結果の説明は，脳波，心電図は当日，TEG は次の回に書面を添えて，診察室で行う。他は PARS-TR の結

果が出てから，診断結果として，口頭で伝える。

PARS（-TR）は，本人以外からの情報として重要なので，事情が許す限り，本人検査が一通り済んだ後，母親から聴取する。時に父親だったり，同胞だったり，パートナーにお願いすることもある。同様の特性を持つ母親など，質問の意味理解に困難があり，それはそれで追加情報となる。また，患者は成人が圧倒的に多いので，母親は高齢であることも少なくないが，可能な限り来院して頂く。その結果，日頃疎遠だった母子関係の修復につながる機会となるなど余禄も時に生まれたりする。

以上の結果について，カウンセラーからは，上に挙げたような検査に付帯する情報も含めてフィードバックを受け，診断について互いの意見を交換し，最終的には私の判断で下した結論を診断内容として本人・家族に伝えるというのが当院の診断の流れである。

3. 再診

成人発達障害の診療とは，発達（障害）特性が人生の本番を迎えて生じる種々の様態を，どう理解し，いかに関与するかが問われる臨床課題である。成人発達障害者の場合，子どもたちと違って，元気で経済力もある両親からの支援に頼ることが出来難いという不利がある。反面，生きづらさを感じながらも，自立して生きてゆきたいという社会人としての意欲と自覚が既に備わっていることも少なくないという有利さがある。

なお，例えば，幼少期に自閉症と診断され，駅ホームで発車メロディーを録音していた少年が，大人になって同じことをしていると，駅員に見咎められて，パニックに陥ってしまうといった事態は深刻だが，発達障害児の成人化に伴う課題については本稿から除外した。

受診した方たちが，どのような経緯で，発達障害の課題と出遭うのか。進学，就職，結婚，妊娠，子育て，時には，退職後の夫婦生活などさまざまである。また，子どもが発達障害と診断され，その養育を通じて，各種の情報に接し自らの発達障害に思い至るということもある。また，出産後

育児で手が回らなくなり，夫婦間の軋轢が増した結果というのも，潜在的だが，少なくない事例化の誘因要素となる。

　以下では，日頃の臨床を通じて大切と思われる事柄のいくつかを取り上げ，筆者の理解を述べることにしたい。

　①受診経過

　妻が夫の「発達障害」を疑い，初診予約も妻が行うというパターンがある。初診当日，夫は不承不承ほぼ連行される形で来院したり，受診しなければ離婚だと言われたのでと極めて消極的なケースから，子どもが発達障害と診断され，母親も息子である夫の小さい頃によく似ていると話すが，自分も小さい頃はそうだったと押し切ろうとしても嫁が納得しないと半ばあきらめての受診もある。診断の結果は，夫の「無実の証明」となることはやはり少なく，妻の言い分が当たっていることも少なくない。ここで，当方が留意するのは，診断結果がそのまま離婚を進めるようなことにならぬように，夫婦間の理解を深める一助となるように心を配ることである。そうした夫たちは，診断を受け入れ，通院の継続と，時には妻がその方が納得するのでと服薬さえ希望することもある。こうしたケースでは，妻もサブタイプの異なる自閉症スペクトラム（障害）が疑われることもしばしばであるが，当の夫がそれを指摘したり口にしたりすることはほとんどない。そうした心優しい夫の思いやりを大切にしたいと考え，通常言及は避ける。世に取り沙汰される「カサンドラ症候群」についてはその功罪を問いたくなることもある。

　筆者の限られた経験だが，こうしたカップルで，これまで妻と夫の立場が逆の場合を経験したことが無いのは不思議である。

　②フラッシュバック

　フラッシュバックに悩む発達障害者は，そのこだわりも作用してか一日の中でも何度も繰り返し，独語や自傷につながるなど重症化する例もある。フラッシュバックについては，臺[7]や，タイムスリップ現象と名付けた杉山[6]の論考がある。ここで紹介したいのは，一流私大を卒業し，

一流会社に入社したが，長い休職後，数年で退職し，複数の就労支援サービスを使っても再就職の目途が立たずにいた例である。彼は，フラッシュバックが頻回でその都度大声で独語するため，家族からも非難されることが続いた。作業の行き詰まり時などのストレス負荷時とは必ずしも限らないリラックス時にも頻回に現れるフラッシュバックは自己誘発的に出現している可能性が推測された。ようやく障害者雇用での就職が決まった後，職場でも独語を伴うフラッシュバック体験について注意されることが続いていた彼に，以下のような説明を行った。フラッシュバックのテーマは過去の記憶であっても，フラッシュバックの度毎に「つらい」とか「嫌だ」とかの書き込みがあればその都度更新される文書ファイルのように，新しい記憶となり，頻度が高ければ高い程，アクセスする優先順位が高くなっていくのだと伝えた。従って，面接でも直接取り上げることは避け，現実の空白を埋めるように顔を出すフラッシュバックに換えて，現実のことや先の楽しみを考えるように提案した。やがて，彼は大好きなメジャーリーグ観戦のために米国単独旅行をしたいと主治医の許可を求めてきたので，普段おしゃれも遊びもしない彼の希望に，即座にいいねと返事をした。学生以来の久々の海外旅行を敢行し，また行きたいという彼に，治療者も同調して，来年はどこに，今年の旅行はいつなどと，半ば催促するように，年1回の米国旅行についてほぼ診察の度毎に話題として取り上げるようにした。2，3度の米国旅行を果たす中，既にフラッシュバックと独語は消え，昨年は，本人の独語に苦情を訴え続けていた母親の希望で二人で米国旅行をした。時給が50円アップし認められたのが嬉しい，来年は米国でなくヨーロッパに行く計画をしていると語る彼は明るい。

③「過剰適応」について

　本田が指摘する「過剰適応」に絡んで述べたいことがある。世間から求められている社会規範をその人なりに理解して，苦手だと感じながらもそれに適応しようと努力した結果，かなり無理をして「過剰」に「適応」する形になってしまう――という本田の指摘[2]に，ある若い男性患者の話

を思い出した。彼は，話し相手からいつも怖い顔をしているといわれるという悩みを打ち明けた。確かに面接時，挑むようにこちらを見入るようにして話す彼に，相手からすれば怖いと感じるかもしれないと思いながら，彼の方を見直すと，やはりこちらを睨んでいる（ように見えた）。そこで，はたと思いついて尋ねると，彼は，子どもの頃から，話をする時は相手に視線を合わせるように何度も注意されてきたので，努めて話し相手から視線をそらさないようにしているとのことであった。彼らの生きづらさについて想いを新たにするエピソードであった。

　私は，彼らが苦手の克服に努力する姿を見ているうちに，苦手を克服するのに満点を取ることやすべての苦手を克服するのを目標にすることが実に多いことに気づいてから，目標の立て方が現実的ではないので修正が必要という話を患者や家族に提案するようになった。このように満点主義と過剰適応が一緒になって生ずるより深刻な事態は，あたかも「完璧な」発達障害者の「診断基準」に自己を当てはめようとするかのような，逆方向の「過剰適応」の例に出会うことである。本やネットの記事を読んで自分でもよく勉強している患者の中には，就職活動で，営業は不向き，他人と共同で行う作業は無理と固く信じているものや，さらには，人付き合いは不可能と絶望し，孤独に暮らすしかない，生きていても仕方がないと，こちらが打開策をあれこれ提案しても，「（自分は）発達障害だから無理です」と頑なに拒んでくる者まで現れてしまうのである。

　満点主義には「すべて」と「完璧」の両者が含意される。無論，この特性は，精緻な作業能力や飽くなき探究心を生み出し，大きな社会貢献につながることもある。しかし，ここでは，その「誤用」について取り上げたい。

　人付き合いができないと悩むのは，幼稚園や小学校時代に教わった「すべて」の級友と仲良くするのが人付き合いという満点モデルに縛られているのではないか，大人になればそんなことはあり得ないし，年齢と共に友人の数は限られ，さらにたとえ親友でも年に一度の年賀状で友人のことを

想い，久し振りに会ってみたいと思うような友情もあるという話をする。

　もう一つの「完璧」満点主義だが，確かに学校時代のテストには100点満点というのが実在する。親も教師も100点満点を取るように励ますし，成績のよい子は90点とっても100点とれなかったことを責められる。満点がとれない学校の授業には出席できない，やがてどうやって褒めてもらえるか満点の取り方が皆目見当がつかないと職場からも足が遠のく，「完璧」満点主義が一生ついて回るという事態である。これには，学校から一歩外に出てみると世の中百点満点などあり得ない。正解があって100点満点の採れる学校のテストの方が特殊で，世の中には正解のあることはまれで，あったとしても正解は一つとは限らないこと，ノーベル賞だって，数々の失敗を重ねてもめげずに努力を重ね，未知の事象についてようやくその一部を解明したという手柄が賞賛されるのであって，100点満点取ったからもらえるわけではないこと，「間違うことを恐れ，何もしないことが最大の間違いだ」という格言もあるくらいだと，満点主義が人生の失敗につながりかねないことを説明する。

　まるで子ども時代の刷り込み体験が，未熟なまま発達を遂げられないでいるかのようである。しかし，「自分は，ダメ人間と思っていたのが，発達障害とわかれば……」と受診動機を告げる方には，余計なことのようだが，「発達障害」という呼称は，まるで「一人前でない，出来損ないの人間」みたいにきつく響くかもしれませんね，もっとよい表現があればよいのですが，と診断を告げた後に言葉を補うように心掛けている。

　④ "合理的配慮" として願うこと

　患者から，職場の理解が無いので転職して障害者雇用を目指す，あるいは障害者雇用なのに職場や支援者の理解が無いといった苦情を聞くことも多い。しかし，私は，この手の話には簡単には与しないことにしている。時には，障害があれば，遅刻しても休んでもよいということになるだろうか，仕事量が他の人の半分なのに同額の給料をもらえるだろうか，と少々意地悪とも受け取られかねないような話を返すことがある。さらに私見だ

が，と断わって，障害者雇用の理想は，障害を理由に仕事に就けなかったり，給料が安かったりしない，障害の有無が働こうとする人を区別しないことにある，と私の考えを付け加えることもある。

それでも納得がいかないという顔の相手には，実はあなたを受け入れる会社側も支援のスタッフも，完璧な障害者雇用のプログラムを既製品として用意できるわけではないのだと話す。さらに，たとえ障害者雇用に馴染んだ会社や熟達した支援スタッフを選んでも，あなたという障害者とは初めて出会う，いわば初心者同士なので，お互い手探りで事を運んでいかなければならないこと，そのためにはまだ自分のことを充分知らない相手にこちらから一つ一つ情報を提供してゆかなければならないこと，そうした自分側の努力を重ねることで共有できる情報を増やすことが大切であり，成功の鍵であると伝えるようにしている。

現在，就労支援サービスも次第にプログラムが充実し，発達障害者に特化した事業所も増えつつある。そこで，支援する側に対して，"合理的配慮"の一つとして注文がある。それは，就労支援を受ける当事者の様子を見ていて思うことであるが，用意されたプログラムに皆勤し，順当な成績を残さないと次のステップに進めない，という支援システムの在り方である。その趣旨は理解できるが，そもそも集団生活が苦手，規則正しい生活が送れない，そうした困難を抱えるものにとって，素晴らしいプログラムもその入り口でつまずき，利用できずに終わってしまうという残念な事態が少なくないのである。Step by step とは言え，いつも「基礎的」なことから順に A → B → C と辿るようことをすべての当事者に当てはめることが果たして現実的であろうか。そもそも発達に凸凹があり，こだわりのあるものにとっては，一般に「基礎的」とされることが，必ずしも最も簡単とは限らない。その順序を変えて，例えば，B → C → A の順の方が辿り易いことだってあるのではないだろうか。就労のために求められる要件が仮に A，B，C，3つあるとしても，最終的に（A，B，C）の3項目をクリアできればよいので，各々のケースで，step by step をどの順番で進め

るか，柔軟に対応していただけたらと切に願うのである。

Ⅲ．結語：発達障害者を理解するということ

　発達障害者も十人十色である。話は飛躍するが，20年前に，富山医科薬科大学から国立精神・神経センター武蔵病院に外来部長として戻った時，てんかん専門医であった前任の大沼部長の跡を継いで，数百人のてんかん患者を外来で担当するという機会を得た。この貴重な経験を通じて実感したことは，教科書に記載されたてんかん性格の典型と言えるような方にも出会ったが，仏様のように穏やかな方もいれば，病気に無頓着でまるで他人事といったような方まで，同じてんかんという病気であっても患者は世間の人々と同様にまさに十人十色であるということであった。

　この10年間を通じて，発達障害が疑われる方たちについても，やはり数百人の方たちと出会ってきた。その経験を通じて得た実感が，冒頭に述べたことである。私の理解する発達障害について，思うことを最後に述べたい。

　自閉スペクトラム症の方は，自己中心的で，周囲に関心を示さない，空気が読めない，と言われるが，果たして皆が皆そうなのか。母親と同席面接の時，寡黙で発話も無く，欠伸をしたり，時には居眠りをしているように見えるが，急に話を向けてみたら，しっかりした内容の返事が返ってきて驚いたことがある。これは，関心が無いわけではなく，無視しているのでもなく，関心を向けていることを相手に伝える術を知らないのかもしれないと考えた次第である。この経験があって以来，「関心を示していないかのように見えるだけ」と仮定して，同席者との会話も当人が共に聞いていることを想定して面接を進めるようにしている。

　また，自分の知っていることは，（言わなくとも）相手も知っているものと考えている節があって戸惑うことがある。会社の同僚の名前など，こちらが名前を聞いたこともない人の話を，まるで同じ職場に居合わせて同

じ情報を共有しているかのように話しかけてくるのである。他人の考えに
共鳴すればそれがまるで自分の考えになってしまったり，自分が思っただ
けで実際には相手には話していなくても伝わっているつもりになっていた
り，自分の持つ情報は相手も等しく共有しているはずという「筒抜け現
象」を認めることがある。このように，言った・言わないという "*motor
hallucination*" の如き体験は深刻な抗争に発展したり，アイデアの自己帰
属性の曖昧さがアイデアの剽窃にもつながりかねないというリスクを考え
ると，看過できない事項である。この自我境界の曖昧さを巡るテーマは，
統合失調症の病理との異同を含めて精神病理学的な重要課題と考えてい
る。

　一見，彼らは他人に無関心に見える。しかし，筆者らが実施している東
大式エゴグラムⅡ（TEG-Ⅱ）の結果は，3分の2が AC（Adapted Child）
優位のパターン，すなわち対人関係において他人からの評価を気にするこ
とが最も優勢という意外なものであった[4]。この結果は，彼らの周囲に無
関心という一般に言われる行動特性が見かけ上のことで，そこに潜む認知
スタイルについては慎重な吟味が必要なことを意味している。彼らが，職
場の同僚に同じ特性を持つ人を的確に見抜き，かつ温かい眼差しで見守る
様子を耳にすると，意外さを超えて嬉しくなる。ここにも傍目八目は適応
され，例外はない。ではなぜ自分のこととなると不明になるのか，自己認
識にとって死角や盲点を作るものは何か。彼らのセルフモニタリングの特
徴についての謎を解き明かすことが必要である。

　次に，受動性という特徴について，ある例を紹介したい。大学を中退し
自宅に引きこもり，「何もやりたくありません」「寝ていたい」と公言して
憚らない若い男性がいた。母親が熱心な方なので，就労支援サービスなど
あの手この手を相談しながら進めようとしたが，すぐに止めてしまう。そ
れでも，受診予約はキャンセルせずに，隣の県から時間を守って通い続け
てくれるので，枠に嵌まれば局面は変わるかもしれないと考え，母親に
「（エンストした）車の押し掛け」方式を提案した。母親がスーパーの品出

しのアルバイトを見つけ，二人で同じ職場で働き始めた。母親は途中で辞めたが，本人は，腰痛に苦しみ，仕事時間が増えると嘆きながらも，遅刻・早退・欠勤なしで働き続けて3年目になる。休日は寝て過ごし，遊びにもいかないので，貯金は貯まるが使う当てもないと話す。就労支援の基礎段階をスキップして成功した例である。

　注意欠如・多動症（以下，ADHD）が優勢な方たちの場合，自分の特性をよく知っており，指摘されたミスは素直に潔く認めるなど，憎めない人柄の良さが際立つことも少なくない。そのために友人の中から世話焼きのコーチ役が登場することもある。しかし，同じミスを何度も繰返し，友人からはあれほど言ったのにと叱られ，本人も本当に情けないと謝り続けるばかりで，修正が利かない。片付けができていない自宅の様子を恥ずかしそうに写真で見せてくれる。しかし，不思議なことに，他人の家なら片付けられる，中には家庭の清掃・片付けを請け負う某大手企業で働いていた経験さえある方も現れる。片付け機能のパーツを欠いているのではない。この出力障害の乖離はどこからくるのか。その解明を待ちながらも，ADHDの互助ペアを作って互いに相手の家に出張サービスを行うというアイデアは実現できないかと半ば本気で考えたりもする。一方で，ADHDの治療薬アトモキセチンの服用によって，積み上げた自室の物品や台所のシンクに溜った食器が，服薬前は一塊に見えていたものが部分に分かれて見えて手が出せたと，外界に「図と地」の変容が生じたような体験を語ってくれることもあり，興味深い。

　限局性学習障害について，一言。学校時代，特に試験などでは，電卓を使ったり，電子辞書を持ち出すのはルール違反である。しかし，世の中に出てみれば，こうした便利な機器も使えるし，スーパーのレジスターも進化を遂げ，数字が苦手な方でもレジ仕事を有能にこなせるようになった。ところが，当人は，皆ができる初歩的作業ができないという劣等感が成人後も延々と根強く続き，鬱屈した感情は，自分と他人への怒りの起爆剤となり，アンガーマネジメントに悩みながら，「日陰者」的暮らしに甘んじ

る方たちに出会うことがある。いい大人が今更学習塾通いでもないだろうなどと気兼ねせずに通えるような，「大人のための夜の寺子屋」のようなものがあって，生きづらさを解消してくれたらよいのにと思う。

　最後に，AQ の結果では，自閉スペクトラム症と診断されない定型発達の人々も，50 項目中平均 20 項目には該当するという所見は何を意味するのか。誰もがこの特性を一部は持ち合わせており，すべての人間を包摂するような一回り広いスペクトラムを想定してみると，果たして，自閉スペクトラム症は本当にマイノリティなのかという問いである。

　30 年近く前の話だが，筆者は米国カリフォルニアに留学し，カリフォルニア大学サンディエゴ校の Eric Courchesne 教授のもとで，自閉症の画像研究に従事していた時のことである。英会話の勉強も兼ねて（？）熱心に視聴していた TV 番組に，"Star Trek：Next Generation" があった。自閉スペクトラム特性を体現したかのような愛すべきスーパーアンドロイドの "データ" が登場する宇宙船の物語である。異星人が働く宇宙船内でも，アンドロイドの彼は間違いなくマイノリティの極みともいえるが，周囲の人間たちとの間で，双方戸惑いを感じることはあっても，互いに敬意を交換し，孤立せず，愛され，共働している姿は感慨深いものであった。

　2019 年 4 月 3 日，米国 Autism Center of Excellence の Director として活躍する Eric Courchesne 教授は満 70 歳の誕生日を迎え，そのお祝いに 20 数年ぶりにカリフォルニアのサンディエゴを訪問した。出会いと此度の再会を通して，彼の変らぬ友情が本稿の執筆にエネルギーを与えてくれたことに感謝したい。

文献

1）池淵恵美：精神障害リハビリテーション ─ こころの回復を支える. 医学書院, 東京, 2019.
2）本田秀夫：発達障害 ─ 生きづらさを抱える少数派の「種族」たち. SB クリエ

イティブ, 東京, 2018.

3）貝原益軒著, 石川謙校訂：養生訓・和俗童子訓. 岩波書店, 東京, 1961.

4）齋藤治：精神障害は不治の病か ― 精神科医 40 年・クリニック開業 10 年に想うこと.（院長挨拶, 2019 年 6 月改訂）www.t-parksideclinic.com

5）齋藤治, 齋藤順子, 臺弘：自閉症スペクトラムの成人例におけるマインド・リーディングの困難と「妄想」形成. 精神科治療学, 27；585-591, 2012.

6）杉山登志郎：発達障害の豊かな世界. 日本評論社, 東京, 2000.

7）臺弘：誰が風を見たか 増補版 ― ある精神科医の生涯. 星和書店, 東京, p.353-379, 2015.

第10章

成人の発達障害診療で気づいたこと・気をつけていること

畠中 雄平　琉球大学人文社会学部人間社会学科

Ⅰ．はじめに

　以下は，筆者自身の成人発達障害臨床の中で気づいたこと，気をつけていることを "覚え書き" のような形で記述したものである。多忙を極める日常臨床の中で，発達障害のある成人の方達の診療に取り組もうという志のある精神科医の一助になれば幸いである。なお，ここでの対象は主に知的障害のない成人の自閉スペクトラム症（ASD）を想定している。

Ⅱ．発達障害の診察で特に心がけていること

　発達障害の診断，例えば「自閉スペクトラム症」ということだけで目の前にいる個人のすべてがわかったような錯覚を持たないことである。診断名は，"生きづらさ" を抱えて診察を希望している人の体験様式（出来事の受け止め方の "癖" あるいは "パターン"）を理解する大きな手がかりとはなるが，それぞれの個人で発達障害的特性の強弱は違うし，それによって受ける影響の大きさも違う。受診のきっかけとなった問題も一人ひ

とりで違う。診断は，患者の抱えている問題を理解するための重要な出発点であり，精神医学的面接で重要な，患者の「ストーリーを読む」[7] ためのコーナーストーンであるが，それですべてが理解できるわけではない。このことは精神医学的診断すべてに共通することであろうが，特に発達障害の診断により個別性／事例性への視線の欠落が生じる可能性があることに意識的になる必要がある。

Ⅲ．初診

1．診断について

　本来であれば，乳幼児期からの発達や学童期の問題など，子ども時代の情報は不可欠であるが，必ずしもそれらの情報が得られるとは限らない。母子手帳や小学校時代の通知表があれば参考になる。患者自らが発達障害を疑って受診した場合には，なぜそう思うのか，なぜそれが必要なのか，何が困っているのか，ということを中心に話を進めていく。初診時の診察で大切なのは，話される内容だけではなく，話している時の"様子"，つまり行動である。具体的には，話す声の大きさが，大きすぎる，あるいは小さすぎる，単調な話し方をする，説明が，言葉足らず，あるいは回りくどい，表情の変化が乏しい，体の使い方がぎこちない，面接者との（物理的）距離が近すぎる，あるいは遠すぎる，などのことが観察されれば，それが社会的コミュニケーションの特性の現れである可能性がある。ちなみに，視線を合わせることは，成人の多くのケースで可能であるが，視線を合わせた時に扁桃体が過活動になるという報告[5] から示唆されるように，相手の目を見ると不安が増強し，他の情報がインプットできなくなることが起こりうる。したがって，周囲が良かれと思ってする，「話すときは相手の目を見ましょう」というアドバイスは，"穴があくほど"こちらの目を見るが，肝心の話の内容は全く入って行かない，という事態を生じさせかねない（そのようなことがある場合には，周囲にもそれを知ってもら

い，配慮をしてもらう必要がある）。これらの"様子"は，不安だったり，落ち着かなかったりする状況で出やすいため，初診の際が一番観察しやすい。

　一般の精神科を受診して，どうしてもすぐに発達障害の診断が欲しい，というケースに関しては，専門医の受診を勧めるべきである。現状では，発達障害の診断に生物学的なマーカーが無い以上，認知や行動の臨床的な特徴から判断をしなければならず，そのための訓練はどうしても必要である。筆者は，操作的診断基準だけによる診断の結果，発達障害の過剰診断傾向が生じていることを危惧しており，そのような事態を回避するためにも，一般の精神科医が発達障害の診断や診療について個別に専門医に相談をする機会を持つことが重要であると考える。

2. ESSENCEという考え方

　ESSENCE（Early Symptomatic Syndromes Eliciting Neurodevelopmental Clinical Examinations；神経発達的診察が必要となる早期徴候症候群）は2010年にギルバーグによって提唱された概念で[3]，ASD，注意欠如多動症（ADHD），学習障害（LD），知的障害や発達性協調運動障害（DCD）などに加え，早期発症の双極性障害／うつ病，トゥレット症候群を含むチック障害，児童期の強迫性障害，染色体異常などに伴う行動表現型症候群，そして反応性アタッチメント障害や脱抑制型対人交流障害なども含めた，広義の発達障害の早期の状態を包括的に示すものである。「これらは，臨床的症候，危険因子，関係する遺伝子などが重なっており，症状の共有や障害名の併存は，いわば法則と言ってよいくらいに常に見られることである」とギルバーグは述べているが，このことは成人の発達障害の診療においても考慮されるべきことである。ASDという診断がつけられるのなら，同時に他の発達障害の特性があるのではないか，と考えなければならない。治療や支援が必要な問題が，実はASDとしての特性ではなく，ADHDとしての問題であったり，LDであったりすることは決して

稀ではない。そのような場合に，治療者の側がASDの側面だけしか見ていなかったら，適切な対応の機会を失うことになる。発達障害の特性は，categorical に考えるよりも，むしろ dimensional に考えた方がよい。

　成人の慢性の精神科患者の半数以上がESSENCEの影響を受けていたという報告[8]もあり，その診断名は不安性障害，統合失調症，摂食障害から軽度認知障害まで多岐にわたる。また，特に女性では思春期や成人になるまで認識されず，不適切な対応の結果，二次的にさまざまな問題がおきることがある。筆者自身の公立女子大学での精神保健相談の経験でも，過去に診断は受けていないが背景に発達障害が強く疑われるケースが多くあった。

3. 何を必要としているかのアセスメント

　診断自体なのか，診断を受けての今後の相談なのか，それともより専門的な精神医学的介入なのかを確認する。診断がつくことで，今までのさまざまな"失敗"を自分の努力不足が原因ではないと考えられるようになることは重要であるが，多くの場合それだけでは問題は解決せず，職場や家庭でのさまざまな問題に対しての相談に乗ることを継続していかなければならない。医療だけで抱えず，必要に応じて発達障害者支援センターや障害者職業センターなどの機関につなげることも視野に入れておく。成人になって初めて受診に至るケースでは，発達障害の特性への支援だけでなく，それを念頭に置いたうえで伴う精神医学的な問題への薬物療法や精神療法的アプローチも必要であることが少なくない。

Ⅳ．再診

　今まで自分が抱えてきたさまざまな"生きづらさ"の背景に発達障害の特性があることを知るだけではなく，それにどのように対処をすればいいのかも含めて支援していく。短時間の面接の中で取り上げることのできる

話題は限られていると思われるので，前回の受診から今回までの間に経験したいくつかのエピソードについて話を展開する事が現実的であろう。その際に筆者が大切にしたいと思っていることがいくつかある。

　一つは来談者の興味・関心にこちらが興味・関心を持つことである。こちらが真剣に興味を持つと，不思議とお互いに〈社会的コミュニケーションの障碍〉を感じなくなり，熊倉のいう[7]，「問題を抱えた人と，専門家として普通に淡々と話し合うこと」「自然な会話を伴う，ゆったりした流れ」の面接を展開していけることが多い（患者の興味・関心がこちらの興味・関心のツボにはまって，こちらの方が細部に詳しかったりすると，患者からとてもリスペクトされ，その後の面接がお互いに"肩の力が抜けたもの"になった経験も何度かあった）。

　もう一つは，自分自身の中の〈発達障害特性〉を参照しながら，可能な限り実感的に来談者の体験を理解することである。適応の大きな問題にならない程度の〈発達障害特性〉は実は多くのいわゆる定型発達者にもあるものである[11]。自分にもある感覚・感じ方・見方・理解の仕方の延長線上にあるものとして想像することができると来談者の"生きづらさ"を実感しやすくなる。ただし，それを「誰にでも多少はあることだから我慢できる」と考えてはいけない。診断がつく，すなわち，そのために適応上の問題がある状態を，曲がりなりにも"それなり"にやれている側から過小評価することは禁物である。

1．発達障害の特性を理解する

　特性の現れ方の濃淡は人それぞれであるが，共通する側面もある。診断のところで書いたことと若干重複する箇所もあるが，いくつかの特性とそのことで理解できる問題について以下に記述する。いわゆる当事者本（例えば小道モコ著『あたし研究』[9, 10]など）は，あくまで著者個人の体験であることを念頭に置いて読めば，特性を実感的に理解する助けになる。

2. 実行機能と中枢性統合の問題

　自分で物事の計画を立て，計画の実現のためにすべきことの優先順位を判断し，順序立て，行動を選択して実行するという実行機能と，部分にこだわらずに全体を把握する能力である中枢性統合の能力に困難さを抱えているということが発達障害では共通してみられる。先の見通しが持ちづらく，全体像が見えづらくなり，多様なパターンが持てず，行動の柔軟性に欠け，目の前のことに過度に集中してしまう。生活をしていれば予想しないことが起こるのは当然であるが，それに対する臨機応変が難しい。また，"初めてのもの・こと"に弱く，本人の能力からすれば容易にできるであろうことであっても，どうしてよいかわからなくなってしまう。対応として，患者と一緒に，現在の環境で起こりうる事態について検討し，できるだけ具体的な複数の「if ～，then ～」の選択肢をあらかじめ想定しておくことなどを行う。実際の場面では，目の前の事態にフォーカスしてしまい，それらの選択肢を思い起こせないこともあり得るので，図式化したメモなどを携帯するように助言する。

3. 表情やしぐさのぎこちなさ

　初診のところでも触れたが，ぎこちない姿勢や表情，ジェスチャーなどは，不安であったり，落ち着かない状況になったりすると目立ちやすい。診察場面でもそのような状態であれば，そこで取り上げられている話題にうまく焦点を合わせることができなくなる。診察を継続する中でそれらの"ぎこちなさ"が薄らいでいる印象があれば，面接は少なくとも侵襲的ではないと考えてよい。治療者は，患者がリラックスしやすい雰囲気を作り出すこと（特に後述する感覚の問題への配慮）を意識する必要がある。

4. 言語とコミュニケーションの問題

　たくさん喋り，語彙が豊富で，複雑な文章を喋る人が，そこから期待されるレベルの理解があるかというと，そうでもない。字義通りの理解にと

どまっていて，抽象的な概念や慣用句の意味がわかっていないことがあるし，一見理解しているように見えても，こちらの意図と微妙に，あるいは，大きくずれている時がある。背景には，話の全体よりも，細部に注目する／引っかかる／こだわる，という特性がある。わかっているのにやっていない，だからやる気がない，と考える前に，理解の中身を確認する必要がある。会話が相互的になりづらいこともしばしば経験する。面接の場面で話が一方的になりがちなときには，信頼関係ができたらそのことについて患者と率直に話し合い，場合によっては，話を遮ることもある，ということをあらかじめ説明し，了解を得ておく。声の大きさについても，大きすぎたり，小さすぎたりするので，面接場面で取り上げることがある。

　視線を適切に合わせること・外すこと，表情で自分の感情を表すこと，相手の様子や話に応じて自分の表情を変化させること，などの非言語的なコミュニケーションにも苦手さがある。発達障害の特性が強くない人たちでは無意識的・直感的になされているこれらが難しい，ということが，発達障害のある人たちの社会性の障害の本質にかかわるところかもしれない。適切な非言語的振る舞いができているように見える人たちでも，本人に聞いてみると，他の人の様子を模倣することで意識的に身につけた，ということが結構多い（これは女性に多い印象がある）。意識的である分，状況の微妙なニュアンスの違いに対応することができず，"場違い"な印象を周りに与えてしまうことがある。

　いわゆるパーソナルスペースについても，直感的な理解が難しいことがある。精神医学的面接場面での治療者と患者の距離は，だいたい 70 〜 80cm くらいだと思うが，近くに寄り過ぎたり，離れ過ぎたりしてしまう。実際の対人場面でこのパーソナリティスペースの問題はさまざまな誤解を生むこともあるため，対応を考える必要がある。仕事の場面での人との物理的な距離のとり方を，部屋の見取り図を書きながら「だいたいこの辺り」と一緒に考えることもある。

　話題が一方的になること，声の大きさ，パーソナリティスペースの問題

などの背景には，何かに注意が向くと周りが見えなくなるというシングルフォーカス，あるいはトンネルビジョンといわれる同時処理／注意の配分の問題が想定される。自分の話す声は聞こえない，聞こうと意識すると今度はうまく話せなくなる，ということを訴える来談者もいるが，これも同様の背景から理解できる。他の特性の問題もそうだが，この辺りの「特性の薄い人が直感的にできていること」が自然にできるようになることはまずない。本人への支援と同時に周囲に理解してもらうことが重要になってくる。

5. 感覚の問題

　光，音，匂いなどへの過敏性が知られているが，特定の感覚刺激が同定できないが，なんとなくその場所が苦手だ，というような，「空気」としか言いようのないものへの過敏性もある。触覚過敏は意外に多く，洋服のタグの接触，あるいは衣類の素材や締め付け具合のせいで仕事に集中できなかったり，疲れやすかったりする。感覚刺激は，不快なものであればもちろんだが，それが強く惹かれるものであっても生活の支障になり得る。一方で，心地よい感覚刺激は，気持ちを落ち着けたり，リラックスしたりするための強力なツールにもなる。この感覚の問題も，本人の努力ではどうしようもない面が大きいため，周囲の理解と配慮が欠かせない。

6. 運動／身体感覚の問題

　運動／身体感覚の問題は広く見られる割に取り上げられることが少ないものである。DCD が ASD や ADHD と併存するということは，DAMP（Deficits in Attention, Motor control and Perception）という概念で 80年代にギルバーグ達が既に指摘している[4]。身体の使い方がぎこちなく，力の加減をつけられないため，不器用で，いわゆる"運動音痴"のような状態になりがちである。ちなみに，体育の授業が好きではなかった，という人が多いが，それは，この問題に加えて，体育教師にありがちな「体育

会系」的指導（理屈でなく根性論を振り回す，突然大きな声を出す，など）への強い拒否感があるようである。また，自分の身体がどうなっているのか，ということがよくわからない人が少なからずいる。他人の背中は"見える"からわかるが，自分の背中は"見えない"からピンとこない（ある患者は，「腰から下は，見ようと思って振り向けば"見える"のでわかるが腰から上はわからない」と語った）。「お腹が空いた」「疲れている」というような，身体感覚もわかりづらい。何か別のことに注意が向いていると身体のことに気がつかなくなるということもある。ある患者から，昼食をちゃんと食べるために昼休みの始まる 12 時にアラームをかけておくという話を聞いたことがある。彼女の空腹の気づき方は，「12 時→昼食の時間→お腹が空いているに違いない→お腹が空いている！」というものであった。身体感覚の希薄さは，体調の変化への気づきが遅れることにつながり，休養がうまく取れずに疲労困憊してしまうことにもつながりかねない。本人が仕事を頑張ろうとすることで，かえって仕事を休みがちになってしまう，という場合があることも知っておいた方がよい。

　筆者は，面接の中で，体調や体の"感じ"を聞くなど，意識的に身体のことを取り上げるようにしている。自体感（自分の体の存在への生々しい実感）に気づいてもらうために，筆者が心理療法として実践してきた臨床動作法的アプローチをやってみることもある。それ以外でも，さまざまなリラクゼーションの技法，呼吸法，ストレッチなどが技法として使えるであろうし，最近注目されているマインドフルネスの考え方からのアプローチも効果がある可能性もある[6]。

　なお，上記のことに矛盾するようであるが，一流の演奏家やアスリートの中には，発達障害的特性がかなり濃いと思われる人たちがいる。発達障害の特性ゆえに，そのことへの非常に強い興味関心を持続し，トレーニングの過程において，他のことに気を取られずにシングルフォーカス的に注意の集中を持続することができ，型の細部にまでこだわることができ，ルーティンを守ることができることが，超絶的なスキルの獲得につながっ

ているのであろうか。一流の演奏家やアスリートに共通なのは生まれ持って の"才能"ではなく，幼少期から単調な基礎練習を最低でも十年，一万 時間以上継続でき，なおかつそれを楽しいと感じることである，という報 告 [2] は，発達障害のポジティブな可能性と運動や身体面からの介入の有 効性を示唆しているとも考えられる。

V．その他に気をつけていること

ここまでに何度か書いてきたことであるが，具体的に，見ただけでわか るように情報を提供する。図式化する，写真や絵などの視覚的イメージを 使う，書字情報を活用する（その際，箇条書きをする，チェックボックス をつける，重要な場所の色やフォントの太さを変えたり，下線を引いたり することも効果があることがある）などのことを行う。どのような提示の 仕方がよいかは，個別のケースによるので，ワンパターンにこちらのやり 方を押し付けるのではなく，患者と相談しながらよりわかりやすい形式を 検討する。そのプロセスで患者自身がそれに自分で気づき，利用できるよ うになるとよい。

心理療法的なアプローチを試みるときにも，特性を考慮に入れた工夫を 取り入れる。Cooper らが，認知行動療法（CBT）を ASD の患者に適応 した経験について 50 人の心理療法家を対象に行った研究によれば [1]， CBT を ASD に適応するためにされた工夫として，「より具体的な言葉使 いをする」「より構造的で具体的なアプローチを行う」「通常より多くの書 かれた，あるいは視覚的な情報を用いる」「セッションの中でより多く， 趣味や特別な興味について話題にする」「家族を治療の場により多く含め る」「比喩的な表現はできるだけ少なくする」などが挙げられていた。

職業リハビリテーションの領域で使われる用語に，ハードスキル，ソフ トスキルというものがある [12]。ハードスキルというのは，「数量化できる 能力」であり，機械操作や仕事の能率など，狭い意味での職業能力とも言

えるものである。一方，ソフトスキルは，数量化できない，あるいは困難なもので，「人との関わりのスキル」とも言われている。具体的には，「遅刻をしない」「身だしなみを整える」「適切に余暇を過ごす」など，職業能力に間接的に影響を与えるものを指す。診察場面で話題になるのは，どちらかというと，ソフトスキルの方かもしれない。面接の内容を整理したり，支援のための助言を考えたりする際に，主にどちらのスキルの問題なのかを整理しておくとよい。

　家族の協力が得られそうな場合には，来談者と同席の面接だけでなく，家族面接の時間を取り，家族の困難さに焦点を当てて話し合うようにする。その際，家族の話を聞かずに患者の特性理解を家族に“押し付ける”ことはせず，まずは生活を共にしてきた家族の大変さに寄り添うことから始めるようにする。そして，家族ができる支援の方法を伝え，実践してもらう中で患者の特性を理解してもらう。一回の時間は短くても，継続して家族面接を行っていく。時には，家族の方から，「自分にも発達障害の特性があるのではないか」と相談をされることもあるが，本当に診断や治療の必要があるのかについては慎重に検討する必要がある。

Ⅵ．終結

　自分がどんな状況でどんな状態になるのか，ということを知ることができれば，対処の工夫もより具体的なものが考えられる。診断もいわばそのための道具である。自己認知ができるようになり，対処の工夫も自分である程度できるようになれば，“一応”終結とする。“一応”としたのは，「次は何か相談したいことがあれば」という一言を添えるためである。

文献

  1) Cooper, K., Loades, M.E., Russell, A.J.：Adapting Psychological Therapies

for Autism-Therapist Experience, Skills and Confidence. Research in Autism Spectrum Disorders, 45；43-50, 2018.

2) Ericsson, K.A., Krampe, R., Tesch-Römer, C.：The role of deliberate practice in the acquisition of expert performance. Psychological Review, 100 (3)；363-406, 1993.

3) Gillberg, C.：The ESSENCE in child psychiatry. Early Symptomatic Syndromes Eliciting Neurodevelopmental Clinical Examinations. Research In Developmental Disabilities, 31(6)；1543-1551, 2010.（畠中雄平訳：児童精神医学の"The ESSENCE". 治療, 95(7)；1380-1392, 2013.）

4) Gillberg, C., Rasmussen, P., Carlström, G., et al.：Perceptual, motor and attentional deficits in six-year-old children. Epidemiological aspects. Journal of Child Psychology and Psychiatry, 23(2)；131-144, 1982.

5) Hadjikahani, N., Åsberg, Johnels, J., Zürcher, NR., et al：Look me in the eyes：constraining gaze in the eye-region provokes abnormally high subcortical activation in autism. Scientific Reports, 7(1)；3163, 2017.

6) Hourston, S., Atchley, R.：Autism and Mind-Body Therapies：A Systematic Review. Journal of Alternative and Complementary Medicine, 23(5)；331-339, 2017.

7) 熊倉伸宏：面接法. 新興医学出版社, 東京, 2002.

8) Nylander, L., Holmqbvist, M., Gustafson, L., et al.：Attention-deficit/Hyperactivity disorder (ADHD) and autism spectrum disorder (ASD) in adult psychiatry. A 20-year register study. Nordic Journal of Psychiatry, 67 (5)；344-350, 2013.

9) 小道モコ：あたし研究. クリエイツかもがわ, 京都, 2009.

10) 小道モコ：あたし研究2. クリエイツかもがわ, 京都, 2013.

11) Passerun, M.B., Lundervold, A.J., Gillberg, C.：Autistic features in a total population of 7-9-year-old children assessed by the ASSQ (Autism Spectrum Screening Questionnaire). Journal of Child Psychology and Psychiatry, 47 (2)；167-175, 2006.

12) 梅永雄二：発達障害児の就労上の困難性と具体的対策 — ASD者を中心に. 日本労働研究雑誌, 685；57-68, 2017.

第11章

成人期の発達障害診断

原田 剛志　パークサイドこころの発達クリニック

Ⅰ．はじめに

医師は毎日たくさんの診断を下すが，そもそも診断は何のためにするのであろうか。大まかに分類すれば，診断には3種類あると考えられる。

(1) 半構造化面接を使用した DSM に準拠した統計や研究のための診断

(2) 行政サービス受給のための ICD に準拠した診断

(3) 個別性を理解した治療のための診断

本稿ではこのうち (3) について述べていこうと思う。

診断だけで治療は可能か

私たちは与えられた情報から診断を下し，そこから治療を組み立てていく。

医師の仕事はこのように表現されることになるが，実際に提示された情報から治療を進めていくのは難しいことでもある。ここに一つの例を示す。

症例提示：職場のうつ

　同僚の女子社員が産休に入り，仕事の種類が増えたことを契機に抑うつ気分，意欲の減退，不眠を訴え受診したAさん。クリニックに行くとうつ病との診断が下り，抗うつ薬と睡眠薬を処方されたが，症状の改善がないため休職しての療養を勧められた。症状が改善したため，職場に復帰したが，1カ月後再び同じ症状のために休職をした。今度は服薬と休養だけでなくリワークプログラムを勧められ，休みなくリワークプログラムを卒業して復職した。しかし，再び同様の症状が出て3回目の休職を余儀なくされた。

　さて，わたしはこの症例にアドバイスを求められたが，どう理解したらよいのであろう。そもそもAさんとは男性だろうか，女性だろうか。何歳で，職場ではどういった仕事をしているのだろうか。どんな不眠で抑うつ気分はどう表現されていたのだろうか。リワークを行ったとあるが，何を目的とし，どのようなリワークをしたのだろう。リワークにおいてもアセスメントが行われることはなかったようだ。このように症例提示自体にそもそもAさんの個別性が現れていない。

　「職場で行き詰まってうつを発症」というこのケースでは，Aさんの仕事に対する習熟度，責任と裁量，仕事量・仕事内容，本人の能力が釣り合っているか，職場における上司同僚との人間関係はどうか，家庭など職場以外の人間関係はうまくいっているのか，仕事上でうまくいっていないとすればどの点がうまくいっていないのか，状況依存性うつに見えるが内因性を思わせる喪失体験は特にないのかなどの個別性と状況の理解，どのようにして悪くなったのかという情報とアセスメントなしに，画一的な薬剤選択やリワークプログラム導入ではよくなるはずがない。

　本稿のテーマは，一般外来に来る成人における発達障害の診断・評価であるが，その中には，本人が自らの症状を発達障害由来と疑って来院したもの，さまざまな症状を訴え来院したがその基盤に発達障害が疑われるも

の，他の診断名で治療したにもかかわらず改善しなかったものが含まれる。一般外来に来る成人の発達障害例とは，小児期にはトラブルが少なかったが成人になってからさまざまな困りごとや不適応が表面化したものが多く，遺伝疾患，重度の知的障害，学習障害を除いた，自閉スペクトラム症（Autism Spectrum Disorder：ASD）と ADHD（Attention Deficit Hyperactivity Disorder：注意欠陥・多動性障害）による困りごとを抱えた群が中核となる。

　これらの診断・評価において重要なのは，研究や統計のためでなく，そこにいる患者が治療を求めて来院している点であり，病因を問わないDSM や ICD の診断名では治療の指針とするには十分ではない。治療を求めて来院している患者の苦しみを軽減するには，その苦しみがどこから来ているものかという理解なくして対策は立てられないのである。また，精神科治療において目指すべきは表面上の病気の症状を消すことではなく，その症状による生活の困りごとを減らしていくことを忘れてはならない。しかし，一般診療において我々臨床家には情報収集をする時間が限られている。そのため本稿では，ポイントを押さえた診断フォーミュレーションから導く，問題の絞り込みと治療方針を決める「治療のための診断の進め方」について述べていく。

II．アセスメントから治療までの枠組み

　発達障害治療・支援における「診断」は「診断名の選択」だけではなく，治療支援の見通しをつけ，介入計画を立てる「診立て」を作成するまでを言う。診断名はついたが，その後の対処はわからない，というわけにはいかない。診断は，「生活の支障」を減らし「二次的な問題」をケアする「治療」を組み立てるために存在するからである。人生における宣告である診断名は，今後どう人生を歩んでいくのかという対処法と共に提供されるべきである。

　発達特性は幼少期から存在し，年齢に不相応な認知や対人行動など，スキルは向上しても特性自体は残存する。診断は心理検査で行うものではなく，定型発達からの乖離と生活障害の程度で判断する。生活で何が支障になっているのか，生活の支障による不適応をどう軽減していくのか，それを吟味するためのアセスメントから治療までの簡単な枠組みを以下に示してみる。

(1) まず情報収集である。

　　主訴を含めた現在の状況理解＋精神現症＋個別性理解＋適応状況を把握する。

(2) 次にその情報から鑑別診断を除外し，診断を確定する。その後，収集した情報から診断フォーミュレーション（定式化）を作成し，そこからプロブレムリスト（現在の問題の同定），問題の構成要素それぞれへの介入方法を策定していく。

(3) その後，Shared Decision Making（本人家族に現在の状況理解，プロブレムリスト，介入方法について説明し，納得と同意してもらえるか）を行うこと，総合的な治療目標設定までが広い意味の「診断：アセスメント」となる。

(4) このアセスメントに基づいて実際に介入し，その結果を検証していく。

　　フィードバックによる仮説の適正化と介入の繰り返し：PDCAサイクルを行うことが「治療」に当たる。

　初診にこれだけのエネルギーを注ぐことで以降の再来診察を10分程度に抑えることができるだろう。再来診察では，仮説に基づいて検証と修正のみを行えばよいからである。

　さて次は，どんな人をどのように診察し，何を治療していくのかについて考えていこう。

1．発達障害を疑って受診する人

　これらの人々は，生活障害の原因に発達の偏りを疑って受診する。その中には，原因が発達障害でない人や発達障害と思われたい人も含まれ，その生活障害の原因が本当に発達障害に由来するか，鑑別と診断が必要とされる。

2．問診票を使った情報収集

　当院では再診問診票はスマートフォンによる入力だが，新患問診票はあえて手書きにしている。字体や誤字脱字，文章の組み立て，書き込み具合などで記入者の特性がよく捉えられるからである。

　生活歴は発達歴として周産期や 1.6/3 歳児健診など乳幼児期の自閉や知的障害エピソード，保幼・小学校では離席，片付け，忘れ物，いじめ，不登校など集団適応や危険予測・回避について，中学，高校では成績，部活，不登校など次第に高度になる社会からの要求について，以降の人生選択では職業選択，結婚など，より自由な自己決定をどのように行ってきたかで個別性を診ていく。

3．実際の診察の流れ

　これからもう一度，情報収集から治療スタートまでの流れを概観してみよう。

　患者を診察室に迎え入れ，今までのいきさつ（病歴や生活歴）を問い，自発的に話させながら一般診察を行っていく。一般診察は鑑別と併存疾患の理解のため ICD-10 の F0 から F6 までの精神疾患症状の診察で観察するとよいだろう。

　外観，現在摂取している薬剤，睡眠，疎通性（F0，F1，F2）：意識と記憶・現実検討・知能・幻聴や妄想などの知覚，気分と意欲（F3），不安と身体化症状（F4），診察室内外の行動（F5），パーソナリティの問題（F6）などを診ていく。今困っていることやうまくいっていないこと，い

つもする失敗とそのリカバリー方法などこれまでどんな風にやってきた
か，それでも今日来院しなくてはならなくなった直接のきっかけ，今まで
の相談歴などを尋ねながら発達関連症状：F7 から F9 にあたる知能と発
達の偏りの観察（F7，F8，F9）を行う。その他，環境と適応，身体所見
など必要な情報を収集していく。

　収集した情報から診断名（発達領域の診断と併存する精神疾患の診断）
と診断フォーミュレーションを作成する。これら 2 つからプロブレムリス
ト（現在の問題の特定）とそれぞれ対応した治療プランを設定し，患者さ
んとその家族と共有していく。

4.　「発達障害」の治療：我々は何を治療するのか

　発達障害の中核は自閉スペクトラム症と ADHD で，彼らの主訴や困り
感をみると，生まれながらの能力の偏りに困っているというより「現在置
かれている環境」と「自分」との折り合いの悪さやそれに起因した抑うつ
感などの症状をどうにかしたくて受診していることが多い。それらは，
"発達の偏りのため介入が必要なほど適応に困難を生じたもの"，つまり，
「介入が必要なレベルの適応障害」と言える。ここで治療ターゲットとす
べきは適応がうまくいっていないことや生活障害の改善であり，発達障害
特性の強さではないことに留意していただきたい。また，適応がうまく
いっていない原因が環境側の無理解や理不尽さにあることもしばしばみら
れるものである。

　加えて併存症状への薬物療法も行うが，発達障害治療の本質は適応の改
善なので，自己理解と環境調整が治療の中心である。自己理解は，自分の
特性を外在化し目に見えるものにする（「自分がうまくやれない」ではなく
うまくやれない「特性を持っている」と理解）だけでなく，治療者の使っ
ている適切な問題対応システムを内在化（治療者の考え方や行動が問題対
処のモデルとなる）し，運用することを含めて考える。環境調整とは適応
しやすい装備を整えたり，対人関係を含めた環境への働きかけを行う。

Ⅲ．情報収集でのポイントと整理法

1．情報収集に際しての注意点

①情報ソースは本人の語りだけでは足りない

成人の診察は本人からの状況や症状の報告によって診断を勧めていくところにその難しさがある。診断における情報収集では確証バイアス[注1]，記憶の曖昧さだけでなく，発達障害特有の思い込みや被害感の混入を想定しなくてはならない。本人の語る主訴や病歴だけでなく，家族を含んだ周囲の人々からの情報，心理テスト，通知表や連絡帳等，過去の記録など客観的な情報を合わせて判断することが必要である。

②本人の独特な苦しみや，世界の認知方法を理解する

発達障害を持つ人は，定型発達の人に比べて感覚過敏など独特な世界の感じ方や ASD に見られるような独特の外界理解を使って生活している人も少なくない。これらは，定型発達者の想像を超えていることもしばしば見られ，発達障害を持つ人からの主観的な話を聞かずしてそのデータの収集はできない。

2．当院での初診カルテの書き方

当院では手書きで書き入れる形態の問診票と約 20 分のインテーク，約 20 分の描画テストに約 40 分の医師による診察を行い，概ねその日に暫定診断を伝え，暫定的な治療方針を共有している。この方式ならば，医師の占有時間は 40 分から 1 時間に抑えられ，再来がいなければ 1 日 7 〜 10 人の初診を診ることができる。初診問診票は初診カルテの記載事項のうち（1）から（7）を使用している。

注1）確証バイアスとは，仮説や信念を検証する際にそれを支持する情報ばかりを集め，反証する情報を無視または集めようとしない傾向のこと。発達障害診断では，本人側の確証バイアスだけでなく，医師側の確証バイアスもしばしばみられる。

・初診カルテの記載事項

問診票による情報＋インテークによる追加＋医師診察情報

(1) 今までのいきさつ

  ・主訴本人：

  ・主訴母：

  ・現病歴・生活歴（発達歴，教育歴，職歴など）：

  ・相談歴，受診歴：

  ・既往歴：

  ・アレルギー歴：

  ・服用中の薬剤：

(2) 今回受診のきっかけと当院を選んだ理由

(3) 家族

  ・家族構成：

  ・家族歴：

  ・親機能：

(4) 診察による評価

  ・外観と入室時の印象：

  ・身体症状：

  ・診断名：

  ・診断フォーミュレーション（どんな人？　環境と適応）：

  ・問題の明確化（プロブレムリスト）：

  ・本人の持つ強み：

  ・投薬を含めた具体的介入：

  ・今後必要な検査：

3. 情報の統合・定式化：診断フォーミュレーション

　精神分析で言うケースフォーミュレーションとは診断と治療を含んだ定式化の概念だが，本稿で言うフォーミュレーションとはラターらが言う

"診断フォーミュレーション（Clinical Formulation または Diagnostic Formulation[注2]：治療のための情報の定式化"を指す。診断フォーミュレーションとは診断だけでなく「どういうトラブルなのか」「この人はどんな人で」「どんな環境にいてそこでの適応は」「どうしてそうなったか」「どうしてトラブルは解決しないのか」などを含む，問題の絞り込みと治療計画立案のための"症例のまとめ"を言う。ラターらは児童青年精神医学第4版[1]で，診断だけでは治療できないこととフォーミュレーションの効用を以下のように述べている。「臨床診断がなされるのは，便利で効率のよいコミュニケーションの目的，および統計記録や会計上の目的のためである。診断が，すぐさま対処の計画へつながることは滅多にない。（中略）治療プロトコールや治療計画を立てる際に診断のみに依拠することは，潜在的な危険を伴う。それは，各個人の必要に合わせた援助をあつらえるプロセスを妨げるかもしれない。（中略）さらに，たとえ診断に至らない場合でも，臨床上の判断の決定[注3]（decision-making：治療法の決定）に有用な情報を組み入れることが可能になる」。

　当院では，診断フォーミュレーションの作成といった情報の定式化があることで，スタッフにとっては情報の聞き漏らし防止や情報収集の時間短縮などが図られ，患者さんにとっては現在のトラブルの構造と適応具合の理解，自己理解の援助，治療の材料集めなどに役立っている。

4．診断名と診断フォーミュレーションの記載例

　診断フォーミュレーションの記載例を以下に示す。冒頭で紹介した事例に沿って記載している。

注2）Rutterらは第4版ではClinical Formulationと表現し，最新版（第6版）ではDiagnostic Formulationとなっている。それに伴い日本語訳も "臨床的定式化" から "診断フォーミュレーション" に変化している。

注3）当時の訳（2007）では，「臨床上の判断の決定」とされているが，現在ではSDM（Shared Decision Making）の概念が一般化され，「治療法の決定」と理解する方がよいだろう。

診断名：ASD

診断フォーミュレーション：他者への気遣いが強く，「どこまでやったらいいか」の仕事の線引きができずに過剰に頑張り何とか仕事をしていた女性。同僚の産休で仕事の種類と量が増えたことで処理できなくなり，ミスが増加。自分の許容範囲を超えた労働による疲弊からくるミスであったが，努力不足と誤解しさらに努力したためにオーバーヒートした。

神経が高ぶって眠れないことと，上司からの叱責や思うように仕事が進まない自己効力感の低下などから抑うつ感が強まった。自分では何が起きているのか把握できていないが，家族の勧めで受診した。

問題の明確化（プロブレムリスト）：(1) 断れない，自分で判断ができないため努力で補ってきた　(2) 二次障害による抑うつ状態　(3) セルフモニターが悪く，疲れに気づきにくい

本人の持つ強み：素直さ，努力家，人のよさ

投薬を含めた具体的介入：まずは，神経の過敏さや過覚醒から展開した睡眠障害と疲労からきた抑うつに薬物療法を行う。気分や体調が回復したら職場の仕事量など環境の調整を行っていく。同時に自分の特徴について理解していき，復職するにあたって適切な仕事の量や内容などについて上司の方と連携していく。セルフモニターの悪さについては，どんなことが起きたら疲れているサインになるかなどのパターン認識を進めていく。

今後必要な検査：今のところなし

5. DSM，ICD，評価尺度などの取り扱い

① DSM 診断，ICD 診断

統計や研究には必須だが，成因や病理構造を考慮しないため治療用の診断基準にはなりにくいところがある。エピソードが似ていたり，除外基準の情報がないと，他の疾患名がつくことがしばしば見られる。

②評価尺度について

本来，専門のトレーニングを受けた人間が行い，漏れがないよう聴取す

るもので，解釈にも臨床経験を必要とし得点の盲信は危険である。特に自記式質問票はメタ認知（自分が周囲からどう見えているか）が弱いと点数に正確に反映されないため，スクリーニング目的の質問票では診断できない。

③検査

必ずしも発達検査や心理検査が必要ではない。丁寧な問診から詳細に情報や個別性を把握していくことから診断を導いていく。

Ⅳ．代表的な発達障害の特徴と行動特性

発達関連症状を診るために主な発達障害についての特徴，鑑別点，併存などを示す。

ここからは主な発達障害である自閉スペクトラム症，注意欠如・多動症，限局性学習症についてそれぞれ述べていく。

1．自閉スペクトラム症：ASD

「三つ組みの障害」といわれる社会性，イマジネーション，コミュニケーションの障害と，感覚過敏の4つの特性がある。

・**社会性の障害**：集団行動困難，状況の読めなさなど判断基準として"常識"を使えない，メタ認知（自分がどう見られているか），心の理論（人がどう考えるか）がうまく使えない，"丁度いい"や優先順位がわからないなど。幼児期であれば「共同注視の遅れ」「人より物への強い関心」を指標とするとわかりやすい。

・**コミュニケーションの障害**：皮肉がわからないなど字義通りに理解し，表情・身振り・マナーなどノンバーバルの情報がわからない，表情が硬い，逆に表現が大げさ，幼児期では「言葉の遅れ」「オウム返し」「独り言」「一方的な会話」など。

・イマジネーションの障害：相手の意図や感情，結果の予測など「見えないものがわからない」「変化に弱い」「勘違いで被害的」「思い込みの強さ・頑固さ」「相手の立場に立てない」，幼児期だと「フリやごっこをしない」「しつこい」など。

・感覚過敏（鈍麻を含む）：ASDでは視覚，聴覚，味覚，嗅覚，触覚の五感の過敏さと，見たのに気がつかない，呼ばれても気がつかないなどの鈍感さがまだらになっていることが見られる。一方，平衡感覚，固有受容覚，痛覚や，適切な服装，空腹がわからないなどのセルフモニター機能は大体鈍いことが多いようである。過敏さであれば牛乳のメーカーが味でわかる，鈍感さであれば，暑くても上着を着用したまま指摘されないと気がつかないことなどがある。

ASDと他の精神疾患との鑑別

・知的障害・境界知能：話がかみ合わない，勘違い，誤解が多いなどが似ているが，ASDでは感覚過敏や自己親和的な常同行動が存在する。しばしば併存しているので注意が必要。

・依存：感覚過敏や鈍麻を和らげるためや，不安の対処行動として乱用が度々見られる。ASDと依存の違いは渇望の存在で，ASDの場合は使用物質に固執しないが，依存は使用物質への固執が見られる。

・統合失調症：似ている症状が多く間違えやすい。幻聴は実際には起こっていない声や音に苦しむが，聴覚性フラッシュバックは実際のつらい体験の反芻が苦しく，聴覚過敏では感覚器への過剰な刺激が苦しい。妄想はひどい目に遭わされているという"されている体験"だが，ASDの被害感は不当に扱われたという"してもらえなかった体験"である。また，場面にそぐわない笑いも症状として似ているが，統合失調症での空笑は現在のやり取りで見られ，ASDは過去の出来事の想起で起こる"思い出し笑い"である。

・うつ病：ASDの不適応が「新型うつ」と呼ばれることもある。ASD

に関連した抑うつ状態は，状況依存性で他罰他責的で義務や責任を果たさず要求ばかりの側面が強い。内因性のうつは，責任感が強く自罰自責的である。

・**双極性障害**：ASD では常識のなさやこだわりからの浪費も見られ，自閉特有の大げさな感情表現と軽躁を間違えやすい。ASD の中でも特に一方的で押し付けがましい積極奇異型と躁病との鑑別が難しい。気分の浮き沈みの期間が前者では時間単位で変化，後者では持続期間は通常月単位である。

・**強迫性障害**：強迫観念は自己異和的（やりたくないけれど止められない）だが ASD によるこだわり・常同行動は自己親和的（やりたいからやっている）。

・**身体表現性障害**：心因的な痛みによる身体表現性障害と ASD における感覚過敏による一般的でない強い痛みの鑑別が必要。感覚過敏であれば他の五感もしばしば過敏である。

・**拒食症**：ASD では不安の対処にしばしば拒食の利用がみられる。典型的な拒食症との違いは，母親との葛藤やボディイメージの歪みに乏しいことである。

・**反応性愛着障害**：反応性愛着障害は ASD と比べ養育環境の変化による症状改善が顕著である。

・**パーソナリティ障害**：パーソナリティ障害は操作的な対人関係を作り上げようとするが，ASD による自己中心性は自分の思いのままにふるまっているだけである。

ASD と他の精神疾患との併存

　鑑別診断が必要な疾患は併存が多い疾患でもある。併存については外因性，内因性精神疾患（F0，F1，F2，F3），知的障害を含んだ他の発達障害（F7，F8，F9）との一次併存を考え，次に心因性精神疾患（F4，F5）とパーソナリティ障害（F6）の二次併存をそれぞれ診ていく。まず外因

性の遺伝疾患に伴う脳機能障害と ASD は度々併存するが，内因性の統合失調症との併存はごく稀である。気分障害との併存はしばしば見られるが，その併存の多くは内因性うつでなく状況依存性うつ（二次性うつ）である。双極性障害では I 型障害の併存は少ないが II 型障害の併存はしばしば見られる。

　ASD の二次障害の中核は神経症性障害，ストレス関連障害および身体表現性障害である F4，生理的障害および身体的要因に関連した行動症候群である F5 である。

　自己愛性や境界性などのパーソナリティ障害である F6 も不適切な養育環境による二次障害と言えるであろう。ただし，パーソナリティ障害でなくともリストカットや過量服薬はしばしば感覚過敏や鈍麻のつらさを和らげるために使われるため，診断には注意が必要である。F7，F8，F9 など知的発達障害及び他の発達障害は併存するものと思って見逃さないようにしていただきたい。

2. 注意欠如・多動症：ADHD

　ケアレスミスや時間と物の管理の苦手さを臨床特徴とする。その原因は遺伝的要因と環境的要因の双方によって形成され，そのために神経心理学的な機能障害を生じると言われている[3]。不注意・多動・衝動性という非特異的な症状であることと，DSM-5 から ASD との併存が認められたことで過剰診断が少なくない。ASD が ADHD と診断され中枢神経刺激薬の投与で暴力がさらにひどくなったケースも臨床上よく見られる。

ADHD と他の精神疾患との鑑別
・双極性障害：多弁で活動的な躁状態と症状が似ている。
・うつ病：抑うつ症状によって起こるミス，時間や物の管理ができなくなるなどの症状との鑑別が必要。ADHD の場合，幼少期から症状のエピソードがある。

・ASD：ASD の不安からくるそわそわと ADHD の多動との鑑別が必要。ASD と ADHD の併存も多いため，詳細の聞き取りが必要。

・脱抑制型愛着障害：衝動的な行動など落ち着きのなさ，誰にでも話しかけていく，身体的な積極行動が多いなど対人関係の持ち方が似ているが，脱抑制型愛着障害の診断には虐待の存在確認は必須。愛着障害では時間経過で症状が軽減していく。

・睡眠時無呼吸症やナルコレプシー：日中の傾眠による不注意を ADHD と誤解されやすい。

・甲状腺機能亢進症／低下症：亢進症状が多動衝動性に，低下症状が不注意に見えやすい。

・境界知能を含んだ知的障害：状況を理解できずに動き回る，よくわからないのでボーっとしているなど知的障害の症状が ADHD の多動，不注意と誤診されることがある。

ADHD と他の精神疾患との併存

・ASD などの発達障害群：発達障害群の疾患は互いに併存が多いと言われている。

・うつ病：現実がうまくいかないことから状況因性のうつを併存。

・強迫性障害など不安障害群：疲弊と不安からしばしば確認や強迫洗浄がみられる。

・境界知能を含んだ知的障害：行動障害が目立つが，衝動性だけでなく判断能力も低い場合がある。

Ⅴ．まとめ

　本稿では援助・治療を計画するための情報収集の仕方と収集した情報のまとめ方としての「診断」について述べた。ラターの言うように診断名だけでは各個人の必要に合わせた援助・治療や正しい対処にたどり着くこと

は困難であり，診断名重視の援助や薬物選択が現代日本における発達障害診療の混乱の原因になっていることは想像に難くない。診断フォーミュレーションを使った治療の選択と決定プロセスの紹介で全国の小児科医・精神科医および発達障害にかかわる支援者への援助になれば幸いである。

　また，実際の診察場面だと「障害」の人だけでなく「傾向」の人も受診し，それに対応することも医療的には重要だが，本稿ではそれがなぜ大事かについては言及しなかった。改めて次の機会にそれを述べたいと思う。

文献

1) M, Rutter., E, Taylor.：Child and Adolescent Psychiatry FOURTH EDITION. Blackwell Publishing, Oxford, 2003.（マイケル・ラター，エリック・テイラー著，長尾圭造，宮本信也監訳：児童青年精神医学. 明石書店，東京，p.17-18, 2007.）
2) McWilliams, N.：Psychoanalytic Case Formulation. Gulilford Press, NewYork, 1999.（N. マックウィリアムズ著，成田善弘監訳：ケースの見方・考え方 精神分析的フォーミュレーション. 創元社，東京，2006.）
3) 大髙一則，岡田俊：成人の ADHD の薬物療法. 児童青年精神医学とその近接領域，50（1）；122-127，2017.

外来診療場面における
成人の自閉スペクトラム症者への対応
—— 理論と一医師の実践 ——

広沢 正孝　順天堂大学スポーツ健康科学部

Ⅰ．はじめに

　近年，一般の精神科外来で成人の自閉スペクトラム症（Autism Spectrum Disorder：以下，ASD と記述）者に出会う機会が多くなり，その精神療法や支援が重要な診療課題となっている。特異な精神発達のみられる彼らには，社会適応をめぐって広汎な課題が生じ，その際生じる精神症状もまた広汎である。したがって彼らに対する精神療法や具体的な支援方法も，その都度，臨機応変に考えていく必要がある。

　ところで，今日の精神科外来診療の実情を考えると，筆者の場合，一人当たりの診療時間は，せいぜい 10 〜 20 分である。その短い時間で，ASD 者に対して可能なことは，次回の診察までのワンポイント・アドバイスと，それを実行しやすくするための薬物療法程度にとどまる。ここで重要となってくるのが，いかなる状況であれ顕在化し得る「ASD 者のこころの特徴」を理解しておくことであろう。ワンポイント・アドバイスも，その基本特徴を踏まえたものであれば，彼らにとって「腑に落ちる」ものとなり，さらには種々の精神症状の軽減にもつながり得ると思うから

である。

　本稿では，最初に彼らのこころの理解のための要点を述べ，次に筆者が取っているいくつかの具体的な対応方法を綴りたい。

Ⅱ. ASD者のこころの特徴を理解するための要点

1. ASD者の精神行動特性を押さえる

　ASD者の陳述は，しばしば掴みどころがなく，話の焦点が見えにくいため，限られた診療時間でその趣意を把握するのが困難なことが少なくない。例えば職場での苦悩を訴えるにしても，職場でいかなることが生じ，それが本人にいかなる意味を持っているのか，理解しにくいことがしばしばある。そこでまずポイントとなるのが，各生活場面で顕在化しやすいASD者の精神行動特性を把握しておくことであろう。それらを念頭に置くと，彼らの苦悩をめぐる状況が把握しやすくなり，面接の焦点化も行いやすくなるからである。

　一例として，**表1**に高機能ASD者の職場における精神行動特性を示した[2, 5]。その内容は，ASD者に接した経験のある人であれば，容易に思い浮かぶ事柄ばかりと思う。ASD者が外来場面で訴える（仕事上の）苦悩は，ほぼこの特性に関連した問題であるとみて間違いない。職場以外の場面でも，彼らには凡そ共通した精神行動特性が抽出できるが，環境によって強調される点が若干異なり，例えば限られた相手と濃密な対人関係が展開される家庭場面では，ASD者の「愛情表現をめぐる問題」「日課をめぐる問題（こだわり）」などが問題として浮上しやすい。

2. 成人のASD者の自己・世界像の特徴を押さえる

　先述のように，外来場面ではASD者から適切なワンポイント・アドバイスを求められることも少なくない。その際には，上述の精神行動特性の理解だけでは，難しいことが多々ある。そこで，なぜ彼らにそのような精

表 1　職場における ASD（PDD）者の精神行動特性（文献 5 より改変）

	精神行動特性	周囲からの印象（具体例）
1	人の気持ちを読めない	「人を人とも思っていない」「暴君のようだ」
2	場の空気を読めない	「気が利かない」「嘘をつけない（馬鹿正直）」「物事をダイレクトに言い過ぎる」
3	暗黙のルールがわからない	「自己流」「自分勝手」
4	気持ちが自然に通じ合えない	「阿吽の呼吸が通じない」「理屈っぽい・理詰め」
5	自分というものがない	「何を考えているのかわからない」「真意がつかめない」
6	言っていることがよくわからない	「だらだら喋る」「話が行ったり来たりする」「思ったことを何でも口にする」「ちぐはぐな会話」
7	きわめて不器用	「一つのことに集中すると他に目がいかない」「すぐに行動に移せない」
8	応用が利きにくい（経験化不全）	「不器用」「何度教えてもわからない」
9	機械のような人	「何でも言葉で確かめる」「メモへの嗜癖」「歩くコンピュータ（リスト作り）」
10	きわめて頑な	「気が利かない」「杓子定規」

神行動特性が見られやすいのかを理解することも必要となろう。そこで，ここでは彼らが抱きやすい特徴的な自己像に注目したい。以下は，別の機会[2]にも紹介した，ある会社員の青年が述べた自己像である。

　「僕の頭はタッチパネルで，縦横に規則正しくアイコンが並んでいる。その一つ一つに重要な内容が入っていて，僕は必要なときに必要なアイコンにタッチする。そうするとそこにウィンドウが開け，僕はそこを生きてそこで仕事をする。それが仕事人の僕。別の部分をタッチすると，そこにまた僕がいる」。この事例では，彼自身の精神行動特性（**表 1** の主に 1 〜 5）が原因で職場の同僚からクレームが相次いでいた。そのような時，彼に面接を行った上司から，「君はいったい何を考えているんだ」「自分を何だと思っているんだ」「社会人としてどう思うんだ」と問い詰められ，彼は返答に窮したという。上述の自己像は，そのときの彼なりの回答である。

　筆者の経験では，これと同様の自己・世界像を述べる ASD 者は稀では

ない（例えば駅のコインロッカー，ビデオ書庫，箪笥に例えたりする）。いずれも，そのときどきの自分が，こころの中にいくつか存在している「ウィンドウ」や「蓋」の一つを開けて，その中で作業を行う感覚である。つまり彼らの存在感覚は，通常の我々（定型発達者）と異なり，一個の自分（自己）というものを少なからず前提とし，それを基に職場や家庭，友人関係を営むといったものとは異なっているようなのである。つまりASD者では，「個」の感覚が希薄で，その都度の環境を半ば自動的に生きる傾向を持つ[5]。（確かにタッチパネル状の自己・世界構造では，基本的に個々のウィンドウ間の関連やパネル全体の統合は一義的な意味を持たない）。換言すれば，定型発達者のように，認知対象や自身の行動が自己や世界全体にとっていかなる意味を持つのかを捉える視点が（意識しない限り）生まれにくいといえよう。これは彼らの精神行動特性である「場の空気を読めない」「暗黙のルールがわからない」といった特徴につながる。また自分や他者に「個」の感覚があることを実感しにくい彼らに，「人の気持ちを読めない」という特性が認められることも理解できよう。

　さらに，「個」の感覚が希薄であれば，彼らが発する言葉に込める意味も，定型発達者と異なってくる。定型発達者では，通常，言語は自分の内界を他者に伝えるため，そして他者の内界を理解するために機能する。しかしASD者では，発する言葉は，むしろ事実そのものの羅列となる。また会話の最中に異なったウィンドウが開かれるようなことがあれば，（聞き手を差し置いて）話がそちらの事象へと移っていきやすい。「だらだら喋る」「話が行ったり来たりする」といった精神行動特性は，やはり彼らの自己・世界像から理解可能である。

　個の感覚の乏しさは，中枢性統合（認知したものが自分にとって，また周囲にとっていかなる意味を持つのかを咄嗟にとらえる能力）の弱さや，実行機能（自分の行おうとしていることが自分にとって，また周囲にとっていかなる意味を持つのかを咄嗟にとらえる能力）の障害につながりやすい。彼らは個々の体験を自分自身の経験として統合することが難しく，そ

れがしばしば「経験化不全」という精神行動特性として顕在化する。このような彼らには，同じことを何度も指導しなければならないことが多くなる。一方彼らは，「経験化不全」による不自由さをしばしばリスト作りで補う。これが過度に適用されれば，彼らは「機械のような人」にみえるし，またリスト通りにしか行動できなければ，「きわめて頑な」に映るであろう。

　以前に筆者[2]は，このような高機能 ASD 者の自己構造・機能を総合的に捉え，「ASD 型自己」と呼んだ。治療者が，常にこの特徴をイメージ化しながら ASD 者の訴えを聞くと，彼らの苦痛を追体験しやすいし，また彼らへのワンポイント・アドバイスも，彼らにとって腑に落ちやすいものになると思われる。

3. ASD者と定型発達者の自己・世界観のずれを押さえる

　ASD 者の支援をより的確なものとするには，彼らの自己構造・機能と定型発達者のそれとのずれを十分に考慮に入れることも重要である。心理学上，「標準（ないし正常）」とされてきた自己は一つの核を持った構造をしており，その機能もその核を中心に統合された作用を営む（その典型が「近代西欧型自己」と言えよう）[7]。一方で ASD 者は，核の存在しない格子型を基本構造として持っている[4]。大事な点は，いずれの自己構造・機能も，本人にとっては人生の早期より発展させてきた自然な様態と思われることである。

　したがって，より適切な支援に当たっては，このような自己機能のずれから生じる双方の誤解（双方が，相手の精神行動特性の自然な発露に対し，しばしば悪意や敵意を感じ取ったりする）を訂正し，相互の理解を深めるように導く姿勢がポイントとなろう。一つ目は周囲の人たちに，ASD 者の精神行動特性と「ASD 型自己」の特徴を，日頃から理解していただくこと，そしてそのうえで眼前の問題に対して何ができるかを考え，できれば周囲の人たち自らが適切な対応方法を見出せるよう支援すること

である。二つ目は，ASD 者本人に，自身の精神行動特性が周囲にどのように映るかを客観的に理解してもらうことである。特に自身の何気ない言動が，一般者には奇異に映り，それゆえ否定的な感情を喚起し得るという客観的な認識を育み，そのうえで適切な対応方法を自らが見出せるよう支援することである。

Ⅲ．日常診療で出会う患者の苦悩（状態）と対応のポイント

ここからは，あくまでも再診場面，しかも信頼関係の樹立された関係を前提として，ASD 者への具体的な対応方法を述べてみたい。なお，1 回の診療時間は 10 ～ 20 分程度とする。

1．幻覚・妄想が見られた場合

成人の高機能 ASD 者では，幻覚・妄想様体験が少なからず見られる。ときにその訴えは執拗で，同時に幻覚や妄想の対象への攻撃性が強まることも少なくない。したがって主治医は，限られた外来診療時間の中で，その適切な対応を迫られる。

ここでまず重要となるのは，患者が述べる妄想様体験の精神病理学的特徴および患者の病態の見極めであろう。なぜなら彼らの妄想様体験が，単に上述の ASD 型自己による特異な認知・行動様式と定型発達者のそれとのずれを直接反映した現象であることが少なくないからである。一例を挙げれば，ある高機能 ASD 者の会社員は，「暗黙の社会ルール」を解せず，「会社は明文化されない暗黙のルールを作って僕を試してきた」と述べた。この表現は本人にとれば，上述のずれによる戸惑いをほぼそのまま言語化したものであるが，周囲からは「被害妄想」と解釈され得る。これは精神病理学的に言えば妄想ではなく，患者・周囲双方の認知の修正（第Ⅱ節参照）で対応可能となることが少なくない。

ただし，高機能 ASD 者の精神行動特性は，しばしば周囲から厳しく非

難され，矯正を迫られ続ける。そのような状況において彼らは，周囲からの「一方的で理解困難」な要請，ときに矢継ぎ早に発せられる注意や叱責に圧倒され，周囲に「一方的にコントロールされる」といった感覚を体験することもある。ここまで至ると，いわゆる「自我障害」に近い病態に達する。この場合には，短期間の自宅療養や一時的な抗精神病薬の投与を考えた方がよいと思う。ASD 型自己の特徴に即して述べれば，自宅療養は，現在開かれている「妄想」のウィンドウを閉じる効果があり，薬物療法はそのための精神の安定化を図る役割を演じる。

　また，ASD 者の幻覚・妄想様体験の中には，杉山 [10] のいうタイムスリップ現象と関連したものがある。タイムスリップ現象とは，ASD 者にみられる「記憶想起現象」であり，過去の体験場面が，多くは現在の類似の感情体験に誘発されてフラッシュバックする現象で，いったんこの現象が生じると本人は，あたかもその場面に身を置いているような感覚を体験する。ASD 型自己の特徴に即して述べれば，過去の体験のウィンドウが（眼前の現実と関係なく）開き，本人がそのウィンドウ内の世界に入り込んでしまう現象と理解される。もしも開かれたウィンドウが過去のいじめられ体験であれば，彼は唐突にいじめ相手に「狙われている」，いじめ相手が「隠れて見張っている」などと述べたりもしよう。これは，周囲からは幻覚・妄想状態と解釈され得る言動である。この場合は，開かれたウィンドウを閉じることが対応のポイントとなり，そのために，本人にとって安心できる時空間（例えば静かな個室）を用意することが有効である。ただし彼らの中には，ウィンドウがなかなか閉じられず，現実とタイムスリップした世界が混交し，その中で現実を一方的・被害的に解釈し続ける者もいる。ここまで至ると，やはり精神病状態に近い病態となり，短期間の入院治療や一時的な抗精神病薬の投与を考えた方がよいと思う。

　なお上記のいずれの幻覚・妄想様状態も状況依存的であり，体験内容は具体的，体験様式はありありとしたものである。妄想が体系化されることも少ない [2, 6, 11, 12]。したがって診療においては，妄想様世界のウィンドウ

がうまく閉じられれば，原則として消失することを念頭に置き，冷静に対応するとよいと思う。

2. カタトニアが見られた場合

カタトニア（緊張病）は，歴史的に統合失調症の緊張型に見られ，精神病理学的に最も深い病態と解釈されてきた。しかし DSM-5 では，以前ほど疾患特異性が強調されなくなり，症状レベルでは幅広い疾患で観察され得るという見解が示された。たしかに ASD 者にも当症状群は少なからず認められ，臨床場面でその対応に迫られることが少なくない[9]。

ところで成人の高機能 ASD 者のカタトニアは，「言葉が出てこない」「身体が思うように動かず動作が遅くなる」「別の行動に移れなくなる」といった自覚症状を伴いやすい[13]。しかもいったんカタトニアが生じると，少なくとも数分以上持続し，それが 1 日に何回も生じることもある[9]。場合によっては本人が外来受診できず，家族から対応のアドバイスを求められることもあろう。

筆者はカタトニアを，自己機能（ASD 者であれば ASD 型自己の機能）全体の停止状態（ないしは麻痺状態）と理解している[2]。生物学的には原始反応（自己危急反応[8]）に相当するし，タッチパネルに例えれば画面全体のフリーズ現象に例えられよう。したがってカタトニアに対しては，パソコン画面のリセットに準じた作業を思い描くと，対応しやすくなる。つまり機能停止に陥っている自己機能のリセット，具体的にはフリーズを起こした環境からの撤退（場面の転換）を試みるのがよいと思われる。ちなみにカタトニアの誘因となる場面とは，矢継ぎ早の情報流入，突然のアクシデント（予期されぬ計画変更など），著しい心的エネルギーの低下状態（うつ状態や過度の疲労状態）などであることが多い。したがって静かな小部屋など，刺激の少ない空間を提供することが効果的と考える。また回復後の対応としては，カタトニアを誘発した類似の場面（環境）の回避や，その場面の転換を許容してもらえるような周囲への働きかけが挙げら

れよう。

3.　「自明性の喪失」がみられた場合（強い自己内省）

　自然な自明性の喪失とは，Blankenburg, W.[1] が統合失調症の基本的な障害と位置付けた現象である。つまり，「当たり前のはずの」日常の言動の一つ一つ，さらには自分自身の存在にすら自然の自明さが感じられなくなり，多くは自己存在の根拠に対する答えのない内省を繰り返す現象である。これまで自明性喪失は，もっぱら単純型統合失調症との関連で捉えられてきたが，近年この現象もまた ASD 者に見られ得るという見解が増加してきた（Blankenburg の提示した症例；アンネ・ラウも ASD ではなかったかという疑義が発せられている）。かつて単純型統合失調症と考えられていた一群が，現在では ASD 寄りに理解されるようになった可能性もあるが，いずれにしても自己や自身の所作に対する過剰な内省に囚われ，答のない実存的苦悩を執拗に訴え続ける ASD 者は決して少なくない。

　このような事例の多くには，当初，自身の苦悩の質が「他人にはどうせわかりっこない」といった斜に構えた受診姿勢が見られる。しかし，主治医との間に一定の信頼関係が成立すると，半ば一方的にこの疑問を投げかけてくる。主治医は彼らの中に解消しようのない絶望的な苦悩とともに，自殺の危険性をも感じ取る。主治医もまた患者の絶望感によって追い詰められることが少なくないと思う。

　このような ASD 者に対して筆者が実践している初期対応は，発達史を丹念に振り返る作業である。つまりその患者が ASD の要素をどの程度持っているかの確認である。ASD 者である限り，質問に対する患者の反応は概して良好である。その確認が済んだら，次に，（たとえ患者の主訴が自己存在をめぐる答えのない苦悩であっても，）患者の現在の精神行動特性の確認や，睡眠，食欲の確認に重点を置く。この確認作業に対しても患者は応じることが少なくない。そのうえで，主訴に対しては傾聴し，その果てしない苦痛に共感を示すにとどめる（10 〜 20 分という診療枠は，

患者が過剰にこの課題に直面しないためには有効であり，主治医もまた患者の絶望感によって追い詰められずに済む時間枠となる）。

　筆者の考えでは，臨床実践上のポイントはほぼ以上である。なぜなら，ASD であるならば，生活環境の変化などに伴って，やがて「内省のウィンドウ」が閉じる可能性があるからである。実際に彼らの場合，1 〜 3 カ月程度で，あれほど囚われていた「自明性の喪失」の課題から（いつの間にか）解放され，何事もなかったかのように日常生活を続けることが少なくない。もちろん，再度このウィンドウが開く危険は常にあるが，単純型統合失調症のように，それが半ば永遠に持続するわけではない。

　自明性の喪失をめぐって，最後に一言だけ付言しておくと，単純型統合失調症患者と内省が見られる一部の ASD 者は，筆者の考えでは，ともに（生来的に）共通の基本精神構造を持った人たちと思われる（かなり純粋な「格子型人間」[4]）。ただ，発達の過程（特に前思春期〜思春期年代）で「近代西欧型自己」の成立に囚われなければ，そのまま ASD 型自己が形成され，逆にそれに過剰に囚われれば，自己の成立不全，すなわち単純型統合失調症に至る危険を持つ一群となる[3,4]。実はこれに囚われ続けるか否かには，彼らが遭遇した主治医の姿勢も大きく関与する可能性がある。すなわち主治医が特に近代西欧型自己の成立を重視し，その文脈で彼らの治療に臨み続けると，結局彼らもこの課題から離れられず，最終的に単純型統合失調症に導かれやすくなる。反対に ASD 者として接すれば，この課題から自然に解放される道を歩み得る。

4. 抑うつが見られた場合

　ASD 者の抑うつに関しては，本シリーズの既刊においても触れられているが，ここで注意が必要なのは，ASD 者の場合，抑うつ気分を自ら語ることは少なく，むしろ抑うつ気分と渾然一体になっている身体感覚（感覚過敏），「イライラ感」，不快感が表出されることが多い点である。したがって抑うつ気分の存在に関しては，主治医から積極的に尋ねる必要があ

る。さて，従来診断的に考えて「うつ」には，心因性と内因性の「うつ」
が存在する。ASD 者の場合も，現病歴の聴取から，そのいずれかを見分
ける作業が肝要と思う。

　まず心因性の抑うつの場合，多くは周囲の者との認知行動様式のずれ，
および ASD 者の精神行動特性に起因した孤立や周囲からの非難に起因し
た心因反応によるものと理解される[2]。筆者の印象では，ASD 者の「う
つ」の多くがこのタイプのものと思われる。ところでこの現象を，ASD
型自己（タッチパネル型の自己）の視点で見てみると，このタイプの抑う
つ状態は，あくまでも心因反応が生じた当の場面（ウィンドウ）内の現象
であり，基本的に他のウィンドウにまでは抑うつ気分が浸透していないこ
とが多い。実際に彼らの場合，例えば職場環境の中で抑うつ状態となって
いても，自宅や趣味の領域では平然としていることが少なくない。した
がって対応上のポイントは，やはり第一に場面の転換（ウィンドウの切り
替え）を図ることになろう。具体的には職場内の配置転換や休職の提案で
ある。ただし休職中の彼らは，その当初から（周囲への遠慮もなく）レ
ジャー等の行動に走る傾向が見られやすい。ASD 者からしてみれば，抑
うつの浸透していない他のウィンドウを開くことは，ごく自然の営為であ
ろうが，仕事の穴埋めをしてくれている同僚や上司には，非礼な行為に映
る。そのため休職に際しては，この点を十分に説明したうえで，「常識的
な行動」を取るよう勧めることもポイントとなろう。

　内因性のうつ病の（併発の）場合，誘因は心因性ほど明確ではなく，
「うつ」への移行は比較的急激である[13]。症状的には上記に加え，無気力，
無感動，さらにはアンヘドニアが強い印象がある[2]。タッチパネル状の
ASD 型自己の特徴に例えると，心因性の場合と異なり，パネル機能全体
の低下が想定され，場面の切り替えさえも難しくなる。彼らの場合，自殺
への衝動性も高く，注意を要する。対応としては抗うつ薬や気分安定薬の
使用，さらには入院治療を念頭に置いた危機介入が主体となろう。

5. 身体症状（知覚過敏）への囚われが見られた場合

　聴覚，触覚その他の身体感覚過敏は，ASD 者に生来的に見られやすい特徴である。ただ彼らの場合，個の感覚を持ちにくいという ASD 型自己の特徴を反映してか，生じている感覚を自己（の状態や体験）との関連で意味付けしにくく，ただ「生の感覚」に翻弄されやすい。それはしばしば彼らの全存在を震撼させ，対応方法も見出せず，緊張過多や「イライラ感」，さらには下痢や嘔吐などの自律神経症状にも直結し得る[2]。

　このような患者の訴えを聞くと，主治医は待ったなしの対応を迫られる。筆者の場合，感覚へのこだわり，苦痛の緩和，さらには「イライラ感」に対しては薬物療法を試みるが，問題は身体感覚に過敏となっている彼らの場合，薬物の飲み心地にも極めて敏感になっている点である。ときに「薬を飲んだら，身体がひどく苦しくなった」などと語り，医師―患者の信頼関係が損なわれることすらある。反対に，速効を期待する患者の場合には，苦痛の軽減を待てず，過量服薬に至る危険もある。そこで筆者の場合，服薬の仕方にある程度の自由度を持たせると同時に，一回に処方する薬剤は極力抑えるようにしている。

　ちなみにこの知覚過敏への囚われも状況依存性であり，環境の変化などによって急激に改善されることが少なくない。

Ⅳ．おわりに

　成人の高機能 ASD 者への対応をめぐり，筆者が実践している具体的内容を紹介した。しかし肝要なことは，ASD 者のこころを可能な限り理解する努力であり，それがあって初めて限られた時間枠での外来診療が成立し得る点にあると思う。筆者の場合，ASD 型自己や彼らの精神行動特性はその理解に有用であるが，その前提には患者の生活環境，患者の家族関係などの把握がある。したがって，初回およびその後の数回の診療時間では，やはり十分な時間をかけていることを付言しておきたい。

文献

1）Blankenburg, W.：Der Verlust der natürlichen Selbstverständlichkeit. Ein Beitrag zur Psychopathologie symptomarmer Schizophrenien. Enke, Stuttgart, 1971.（木村敏，岡本進，島弘嗣訳：自明性の喪失 ─ 分裂病の現象学．みすず書房，東京，1978.）

2）広沢正孝：成人の高機能広汎性発達障害とアスペルガー症候群 ─ 社会に生きる彼らの精神行動特性．医学書院，東京，2010.

3）広沢正孝：「こころの構造」からみた精神病理 ─ 広汎性発達障害と統合失調症をめぐって．岩崎学術出版社，東京，2013.

4）広沢正孝：学生相談室からみた「こころの構造」─〈格子型／放射型人間〉と21世紀の精神病理．岩崎学術出版社，東京，2015.

5）広沢正孝：成人自閉スペクトラム症の内的世界をどう理解するか．臨床精神医学，44(1)；25-29,，2015.

6）堀有伸，松浪克文：破瓜型分裂病との鑑別が問題となったアスペルガー症候群の1例．精神医学，42(11)；1167-1174, 2000.

7）Jung, C.G.：Gestaltungen des Unbewussten. Rascher, Zürich, 1950.（林道義訳：個性化過程の経験について，マンダラシンボルについて．個性化とマンダラ．p.71-148, 149-221，みすず書房，東京，1991.）

8）中安信夫，関由賀子：自己危急反応の症状スペクトラム ─ 運動爆発，擬死反射，転換症，解離症，離人症の統合的理解．精神科治療学，10(2)；143-148, 1995.

9）太田昌孝：自閉症と緊張病（カタトニア）．臨床精神医学，38(6)；805-811, 2009.

10）杉山登志郎：自閉症に見られる特異な記憶想起現象 ─ 自閉症の time slip 現象．精神神経学雑誌，96(4)；281-297, 1994.

11）杉山登志郎：高機能広汎性発達障害における統合失調症様状態の病理．小児の精神と神経，42；201-210, 2002.

12）高木宏：アスペルガー症候群 ─ 成人症例の報告② 破瓜型統合失調症との比較による，その妄想形成と世界観の考察．精神科治療学，19(10)；1223-1228, 2004.

13）高岡健，関正樹：自閉症スペクトラムの1症例にみられた気分障害とカタトニー．臨床精神医学，34(9)；1157-1162, 2005.

大人の発達障害を診断することの意義と問題点

本田 秀夫　信州大学医学部子どものこころの発達医学教室

I．はじめに

　近年，発達障害の知識の浸透とともに，幼児期から老年期まであらゆる世代にわたって発達障害の診断例が爆発的に増加している。それに伴い，過剰診断の懸念も高まり，現在は発達障害をどこまで診断すべきかについて，多くの医師が悩んでいる段階と言える。

　もともと小児期に示す一定の行動特徴で診断されることを念頭に作られた発達障害の診断基準は，大人には適用することが難しい。DSM-5[2]における注意欠如・多動症（以下，ADHD）の診断基準では，小児期を主たる診断年齢に想定して作られたDSM-Ⅳ[1]の基準の症状のカットオフ値を下げることによって大人に対応させている。しかし，「neurodevelopmental」という言葉が示すように，本来は神経発達における異常を想定しているからには，神経発達の異常に由来して発現する認知，情緒，意欲などの心理的発達の異常を理解しておかないと，発達障害の真の理解には到達しないはずである。

　本稿では，発達障害の診断における現在の意義と今後の課題について，

筆者の考えを述べることにする。

Ⅱ. 大人の精神医学で発達障害は
どのように取り上げられてきたのか

　精神医学における大人の発達障害診断の取り上げられ方は，1960年代以降いくつかの変遷があって現在に至っている。まず，1960年代後半から1970年代にかけて，自閉症の長期追跡調査がいくつか行われ，小児期に自閉症と診断された人たちの多くが成人期も社会適応上の問題を抱えて医療や福祉の対象となることが示された[5, 16, 18]。次いで，1980年代にはWing, L.[20]によるアスペルガー症候群の提唱によって，自閉症の類縁でありながら青年期以降に初めて臨床の対象となる症例が存在することが示された。自閉症とアスペルガー症候群を2つの核とする自閉スペクトラム（autism spectrum：以下，AS）の概念がWing, L.[21]によって提唱されたことにより，自閉症がさまざまな表現型をとりながらも中核となる対人関係，コミュニケーション，興味や行動の様式においてあらゆる年齢帯で共通の特性を呈することが示された。一方，ADHDについても，1980年代後半から1990年代にかけての一連の長期追跡調査により，多動，衝動，不注意の症状が成人期にわたって持続する症例が存在することが示された[7]。

　2000年代以降は，発達障害の特性を有する子どもたちの一部に，加齢とともにさまざまな併存障害がみられることが指摘されるようになった[6, 17]。わが国で児童精神科医以外の一般の精神科医の一部が成人期に初めて受診する発達障害の人たちの存在に気づき，積極的に診断し始めたのは，2000年前後からであった。2000年代後半から精神科医の間では発達障害の成人例を診断する機会が爆発的に増えている。小児期に気づかれず，成人期に本人または周囲の人が「発達障害かもしれない」と疑って精神科クリニックを受診することが一種のブームとなった。近年では，発達障害の成人例の診断と治療の経験を積んだ精神科医が増え，今度はうつや

不安など，主訴が必ずしも発達障害の行動特性と直結しておらず，本人も周囲の人も発達障害の可能性を全く想定していない症例に対して，その背景にわずかにみられる発達障害の特性に精神科医が気づいて診断を追記する機会が多くなっているように思われる。発達障害の特徴は，すべての人に多かれ少なかれ存在すると考えるべきである。鑑別診断においては，「発達障害なのか，それとも別の精神疾患なのか？」という考え方は，あまり意味がない。つまり，「発達障害か否か」ではなく「うつ病や不安症などに加えて発達障害も背景にあるのかどうか」を診断できることが求められる時代に入ってきていると言える。今後，すべての精神科医に求められることは，以下の2点であろう。それは，(1) 発達障害と他の精神疾患との類型概念の違いを知っておくこと，そして (2) 臨床場面ですべての症例に対して「発達」というディメンジョナルな軸を導入し，多軸的に診断する習慣をもつことである。

　ここにきて問題となるのが，発達障害の診断では，診断の可否を分ける閾値を明確に区切ることが難しいことである。単にうつ病，不安症，身体症状症とすればよいのではないか？　という疑問に対して，副診断として発達障害を追記することにどのような意味があるのかを考察しておく必要がある。

Ⅲ．大人の症例で発達障害を診断することの意義

1．他の精神障害ではなく発達障害と診断する場合

　多くの精神科医が発達障害を診断することが困難であった時期，大人の発達障害の人たちはさまざまな診断名で誤診されてきた。代表的な誤診の例が強迫症（以下，OCD），統合失調症，シゾイド・パーソナリティ障害であろう。2000 年代以降は，一般精神科医の間で発達障害の啓発が進んだため，こうした誤診が修正される機会が増えるとともに，新たな受診例ではこれらの診断名が鑑別診断の対象として検討されながら発達障害が的

確に診断されることが増えた。これにより，治療においてもより早い段階から適切な治療法の選択が行われるようになった。

　類型概念において発達障害を他の精神疾患（シゾイド・パーソナリティ障害を除く）と区別できる最大のポイントは，経過において明確な「発症」がみられず，特記すべき特徴が乳幼児期から老年期までを通じて同形性を保ちながら一貫してみられることである。

　成人期に初めて精神科を訪れる発達障害の症例の多くは，発達障害の特徴自体は弱くて気づかれにくかったが，生活環境からのストレスやトラウマなどの要因が加わったことによって思春期から成人期にかけて別の精神症状が出現して精神科を受診するケースである。この場合，背景に発達障害の特徴があり，そこに別の精神疾患が重畳していると考える必要がある。

1）OCD

　OCD と AS との関係については，これまでにも多くの議論がある [15]。

　AS の人たちが示す強い固執傾向については，強迫観念や強迫行為との異同がしばしば議論されてきた。中核的な自閉症の人は，心理状態に関する概念自体をもたないため，強迫観念も強迫行為もあり得ない [3] との考え方が主流を占めている。また，アスペルガー症候群についても，その固執症状は自我異質性や不合理性の認識の欠如という点で強迫観念や強迫行為とは異なると考えられている [20]。

　たとえば，何かに強くとらわれ，そのことが頭から離れない状態や，それに伴って同じことをしつこく何度も繰り返す行動は，発達障害の知識がなければ「強迫観念」「強迫行為」と考え，そのような状態を呈している人に躊躇せず OCD と診断するであろう。しかし，通常なら強迫観念や強迫行為に付随するはずの自我違和感や葛藤がみられない場合，発達障害の知識があれば，強迫症ではなく AS の可能性が検討できる。何の葛藤もなくそれをやりたい，あるいはやるものだと思って粛々とやり続ける場合，

OCDとは違って選択的セロトニン再取り込み阻害薬（SSRI）の効果があまりない。この場合，ASの固執症状に対する対応を行う方が合理的である[9]。AS診断により早く到達できれば，SSRIの過剰投与を避けることが可能となる。

　従来ほとんどなされていないが，ASにおける強い固執傾向との関連をもっと検討すべきなのは，優格観念（支配観念）であろう[10]。これは，強い感情に結びついて意識内に長期間とどまり占有し続ける観念であり，自我異質性や不合理性の認識が欠如している点で強迫観念と区別され，訂正可能な点で妄想と区別される[8]。この定義は，ASにおける強い固執傾向のうちの観念の側面とほぼ同義であるといえる。さらに議論を拡大すれば，従来の精神症候学にはない概念であるが，ASにおける強い固執傾向の行為の側面は，「優格行為（支配行為）」といってよいのではないか，との考え方もある（清水康夫氏との personal communication）。

2）統合失調症とAS

　統合失調症と発達障害とは，経過の点で全く異なる類型概念である。しかし，成人例で経過に関する情報が乏しい場合もあるため，症状における概念の違いを確認しておくことも重要である。その際，検討しておく必要があるのはASである。

　現在，ICDやDSMにおける統合失調症の類型概念は，Schneider[19]の一級症状を中心に据え，これに陰性症状（感情の平板化，思考の貧困，または意欲の欠如）を加えたものとなっている。これらを見る限りは，現在の診断基準において統合失調症とASとはほぼ独立の概念と位置づけられている。

　ただ，ASの特徴はあるもののそれが弱い場合は，症状の面で統合失調症との鑑別に悩むことがある。そのひとつが，被害関係妄想である。マインド・リーディングという視点からみると，統合失調症の被害関係妄想はマインド・リーディングのコミッション・エラーが生じた状態である。一

方，典型的な自閉症の人たちは，そもそもマインド・リーディング自体を
しない（オミッション・エラー）[4]。しかし，AS の特徴が弱い症例はマ
インド・リーディングを全くしないわけではないため，しばしばコミッ
ション・エラーを呈する。AS において特定の思考パターンに関して強い
固執傾向が伴うと，その思考が優格観念化すると筆者は考えており，マイ
ンド・リーディングにおけるコミッション・エラーが優格観念化したとき
に，一見すると被害関係妄想と思われるような状態を呈すると考えられ
る[10]。ただし，本人に理解できる筋道で合理的に説明されれば，訂正可
能である。

　もう一つ，成人例の臨床において筆者が注目しているのは「両価性」で
ある[11]。1つの対象に対して相反する感情を同時に抱くことは必ずしも病
的とはいえないが，統合失調症の人はそれが拡散してしまい自ら統合して
1つの判断に収束させていくことが困難である。一方，AS における興味
の限局とパターン化とは，1つの対象について1つの行動，1つの価値意
識を付与してしまい他の可能性を一切無視してしまう（価値意識の単極
化）。何かの対象に対する感情や決断を要する場面などで，統合失調症の
両価性と AS の価値意識の単極化が鑑別の鍵になることを，筆者はしばし
ば経験する。

3）シゾイド・パーソナリティ障害と発達障害

　シゾイド・パーソナリティ障害と発達障害との関係は，類型概念の上で
も今後整理を要する。

　シゾイド・パーソナリティ障害の類型概念上の特徴は，青年期または成
人期早期までに特徴的なパターンが固定し，そのパターンがその後の生涯
を通じて基本的に一定であることである。パーソナリティとその異常は，
生来的な気質（temperament）と生育過程での環境因との相互作用によっ
て形成されることが想定されている。しかし，症状が形成され固定される
に至るプロセスを専門家が自分の目で縦断的に直接観察することが保障さ

れない。

　一方，発達障害における症状と経過では，児童期までに出現した症状が基本的には同形性を保ちながら生涯を通じて持続することが想定される。とはいえ，成長の過程で，環境からの影響によって状態像はさまざまに修飾を受ける。そして，発達障害の特徴が弱い人ほどその修飾のされ方のバリエーションは大きい。発達障害では，幼児期に何らかの発達特性の有無が確認されることをスタートラインとして，その後の経過を専門家が縦断的に直接観察することが理論的には可能である。ただ，発達障害の人たちを幼児期から縦断的に観察するという視点を明確にもって臨床に当たる専門家は，これまで意外に少なかった。

　たまたま専門家が幼児期に発達障害であることに気づいた場合，その人が成人期に達すると発達障害（だった）人の成人期であると考えたくなるが，もし過去を知らずに成人期に初めて会えば，そのようなパーソナリティの人物であるとみなすはずである。

　シゾイド・パーソナリティ障害と発達障害の両者のスペクトラムの辺縁は，連続的かもしれない。あるいは，成人期にシゾイド・パーソナリティ障害とされる障害群のうち，小児期から直接観察することが可能な群を発達障害として分離しているだけ，という考え方もあり得る [12]。

2. 他の精神障害の背景に発達障害もあると診断する場合

　近年では，本人も周囲の人も発達障害の存在に全く気づいておらず，主訴も発達障害とは全く異なる状態で受診し，診察した医師が背景にある発達障害の特性に気づく機会が増えている。

　たとえば，AS の人がうつ病になることを想定してみよう。睡眠障害，意欲の減退，抑うつ気分，自責感，悲哀感情，食欲の低下など，典型的なうつ病の症状を呈して精神科クリニックを受診した症例にもともと AS の特性があると，症状の訴え方や困り方に AS 特性が反映される。すなわち，すべての活動に対する意欲が低下するのではなく，きわめて意欲の

低下する活動とそうでない活動とがある。会社に行く気力は全くなくても，家で好きなフィギュア作りには没頭できるため，ただサボっているだけなのではないかと誤解される。

　AS や ADHD の特性のある人では，何もせずボーっとすることがない。常に何かをやっていないと落ち着かない。しかし，うつになると，何かをやろうとすると心理的負荷がかかるため，仕事などを休んで，家で何もせずのんびり過ごすようにと医師から勧められることが多い。何もせずのんびりしたことがないため，「どうすれば何もしないでいられるだろうか？」と思い詰めてしまい，かえってストレスを募らせてしまう。このような場合，うつ病だけでなく元来の特性として AS または ADHD があることがわかれば，何もしないのではなく，本人が最もストレスを感じずに済む活動を淡々とやってもらうようにする方がよい。場合によっては，仕事を一切休むのではなく，本人が苦にならない作業だけは残して家でやってもらう方が，本人が楽に過ごせる場合もある。

Ⅳ．多軸的，階層的診断パラダイム

　小児期から発達障害とわかってフォローアップした症例の一部に，後から別の精神障害が出現することがある。児童精神科医はこれらを「併存症」と呼んできた。つまり，まず発達障害が存在し，そこに併存症が重畳するという構図で考えるのである。しかし大人の症例では，児童精神科医の言う併存症の方がむしろ前景に立つ。したがって診療では，前景の精神症状を先に観察し，次いで背景にある要因を探っていくという作業になる。

　筆者は，大人の精神状態を分析する際，その背景に，(1) 生来性の素因としての AS 特性，(2) 生来的にみられる AS 以外の素因，(3) 家族・友人関係・学校などの環境因が複雑に交絡した結果として生じる育ち方という３つの軸を考慮する必要があると考えている[13]。発達特性の中でも AS

特性は，対人感情，興味，直観的判断などの精神諸機能において非 AS と質的に異なる。その異なり方は根源的であり，生来的にみられ生涯にわたって持続する。その意味で，他の発達障害とは一線を画して扱う。かといって，その特性だけでは必ずしも社会不適応を生じないか，あるいは社会適応にむしろ有利な場合もあるため，これを疾患概念で括るよりも，「認知的（おそらくは生物学的）変異（variant）」と理解するのが妥当と思われる。

　AS 特性の存在だけであれば価値中立的であるが，社会的マイノリティであることと心理的ストレスやトラウマに心身の反応を生じやすいことから，障害化しやすい。また，AS 特性が各人の個性をどの程度説明するかには個人差があり，AS 特性以外の特性と混ざり合いながら成人期に向けてパーソナリティを形成していく。成人期に AS 特性の存在だけでその人の個性すべてが説明できるほど AS 特性の強い人は稀であり，多くの場合は AS 特性で説明できるのはその人のパーソナリティや精神症状の一部にすぎない。(2) は，AS 以外の発達障害，パーソナリティの基盤となる「気質（temperament）」，および内因性精神疾患（統合失調症，双極性障害，うつ病など）などを想定している。(3) について，筆者は4つの育ち方のタイプを想定している[14]。すなわち，① AS の特性に応じた育ち方が保証される「特性特異的教育タイプ」，②発達特性に対する理解が全く得られずに放置された環境で育ち，さまざまな形で周囲と軋轢を生じた結果，他者への攻撃性あるいは社会的ひきこもりなどの不適応状態を呈する「放任タイプ」，③保護者や支援者が AS 特性に否定的で，苦手な領域の克服を求めて本人にとって過重な課題を与え，結果として複雑で深刻な二次障害が重畳する「過剰訓練タイプ」，そして，④支援者が本人のストレスを軽減することだけを重視して，何の教示もせずすべて本人の意志にまかせ過ぎ，結果として目前の問題は回避できてもどこかで本人の意志と周囲の事情に齟齬が生じたときに本人の混乱がかえって強くなる「自主性過尊重タイプ」である。

　このように，発達特性が軽微である場合，成人期にその発達特性はもはやその人のパーソナリティの一部をなすにすぎず，そこに併存症が出現する場合には，内因性精神疾患やストレスやトラウマへの反応が生じて精神症状を呈するという階層構造が存在する。逆に，成人期に初めて受診した症例に発達障害の特性を見出す場合には，この階層構造の存在を反対方向に分析していくことになる。生来性の要因として AS 特性，AS 以外の発達特性，気質，内因性精神疾患の素因の存在を検討する視点，そして成人に達するまでに環境から受けてきたストレスやトラウマによる影響を検討する視点，これらを多軸的かつ階層的に捉えていくことが重要である。

Ⅴ．課題

　Ⅳで述べた考え方は，成人期の精神病理学の中で発達障害を捉えるにはごく自然な考え方である。しかし，ICD-11[22] や DSM-5[2] で採用されている現行の発達障害の診断概念では，このような捉え方が十分には保障されていない。なぜならば，発達障害の各診断概念が専ら小児期に最も顕著にみられる行動特徴のパターンを基盤とした行動的症候群として定義されているからである。成人期になると，小児期には顕著であった行動特徴が軽微になることが多く，さらに気質や育ち方によるパーソナリティ形成の背景に埋もれていき，そこに併存症が被さるため，行動特徴を数え上げるだけでは診断基準を満たさなくなることが稀ではない。

　小児期に診断された症例のフォローアップにおいて，このような経過をたどった症例を「軽快」あるいは「治癒」とみなすべきかどうか，議論が必要である。たとえば，幼児期に自閉スペクトラム症（以下，ASD）と診断された症例の一部は，小学校低学年頃にはある程度の対人関係を築けるようになり，受動的ながらある程度の会話も維持できるようになる。固執がそれほど異常なものには向かなくなり，規則正しい生活や特定の趣味への没頭程度になる。ここでいったんは DSM-5[2] の操作診断の上では

ASDの診断基準を満たさなくなることもある。しかし，勉強，友人関係，家庭でのしつけなどにおいて強いストレスがかかると，小学校高学年頃から今度は強迫行為が出現し，友人が減って孤立しがちになることがある。機械的に操作的診断基準を当てはめると，幼児期にASDと診断された症例が小学校低学年で治癒し，小学校高学年で新たにOCDと社交不安症を発症した，ということになるが，はたしてそのような診断でよいのであろうか？ 筆者には，このような捉え方が表面的で底の浅いものに見えて仕方がない。

　ところが現行ではICDやDSMの診断基準を満たしているかどうかのみでその疾患／障害に含まれるか否かを判断するという約束に沿って行われた研究でないと学術誌に受理されにくいため，多軸的・階層的な疾病構造を精神病理学的に扱う研究が行いにくい。近年問題となりやすい過剰診断と診断見逃しの問題を本当に取り扱うためには，このような研究を地道に行うことこそが必要と思われる。

VI. おわりに

　かつて発達障害は，わが国の精神科医のほとんどが診断できないでいたか，他の疾患と誤診していた。次いで2000年代後半から2010年代前半にかけては「発達障害か否か」の判断が問題となっていた。そして2010年代後半は，多軸的・階層的な見方の中の一つの重要な要素として，全症例に対して常に発達障害の特性に関するアセスメントを行う臨床力が，すべての精神科医に求められる段階に入ってきたと言える。

　今後は，幼児期からのフォローアップ例に対する精神病理学的な分析により，成人期の発達障害の人たちの精神保健と併存症の発症メカニズムについて，詳細な検討を行うことが求められる。

文献

1) American Psychiatric Association：Diagnostic and Statistical Manual of Mental Disorders, 4th ed.(DSM-Ⅳ). APA, Washington, D. C., 1994.

2) American Psychiatric Association：Diagnostic and Statistical Manual of Mental Disorders, 5th ed.(DSM-5). American Psychiatric Publishing, Arlington, 2013.

3) Baron-Cohen, S.：Do autistic children have obsessions and compulsions? Br. J. Clin. Psychol., 28；193-200, 1989.

4) Baron-Cohen, S., Leslie, A. M., & Frith, U.：Does the autistic child have a "theory of mind"? Cognition, 21；37-46, 1985.

5) DeMyer, M. K., Barton, S., DeMyer, W. E. et al.：Prognosis in autism：a followup study. J. Autism Child. Schizophr., 3；199-246, 1973.

6) Ghaziuddin, M., Ghaziuddin, N. and Greden, J.：Depression in persons with autism：implications for research and clinical care. J. Autism Dev. Disord., 32 ；299-306, 2002.

7) Gittelman, R., Mannuzza, S., Shenker, R. et al.：Hyperactive boys almost grown up：I. Psychiatric status. Arch. Gen. Psychiatry, 42；937-947, 1985.

8) 濱田秀伯：精神科症候学. 弘文堂, 東京, 1994.

9) 本田秀夫：自閉スペクトラムにおける「こだわり」— 経験則と生活の知恵 —. こころの科学, 183；38-43, 2015.

10) 本田秀夫：自閉症スペクトラムと妄想. 鹿島晴雄, 古城慶子ほか編：妄想の臨床. 新興医学出版社, 東京, p.208-219, 2013.

11) 本田秀夫：広汎性発達障害と統合失調症. Schizophrenia Frontier, 9；188-192, 2008.

12) 本田秀夫：パーソナリティ形成とその異常に対する発達障害の影響. 精神神経学雑誌, 115；635-641, 2013.

13) 本田秀夫：成人期の自閉スペクトラム. 児童青年精神医学とその近接領域, 56；322-328, 2015.

14) 本田秀夫：思春期・青年期の発達障害の人たちへの医療支援 — 特有の性格変化および併発する精神症状への対応 —. 萩原拓編著：発達障害のある子の自立に向けた支援 — 小・中学生の時期に, 本当に必要な支援とは？—. 金子書房, 東京, p.108-112, 2015.

15) 岩佐光章：自閉症スペクトラムの「固執」と「強迫」との関係. 精神科治療学, 25；1613-1618, 2010.

16) Kanner, L.：Follow-up study of eleven autistic children originally reported in 1943. J. Autism Child. Schizophr., 1；119-145, 1971.

17) Meyer, J. A., Mundy, P. C., Van Hecke, A.V. et al.：Social attribution

processes and comorbid psychiatric symptoms in children with Asperger syndrome. Autism, 10 ; 383-402, 2006.

18) Rutter, M., Greenfeld, D. and Lockyer, L. : A five to fifteen year follow-up study of infantile psychosis. Ⅱ. Social and behavioural outcome. Br. J. Psychiatry, 113 ; 1183-1199, 1967.

19) Schneider, K. : Klinische Psychopathologie, 15. Aufl., Georg Thieme, Stuttgart, 2007. (針間博彦訳：新版臨床精神病理学. 文光堂, 東京, 2007.)

20) Wing, L. : Asperger's syndrome : a clinical account. Psychol. Med., 11 ; 115-129, 1981.

21) Wing, L. : The Autistic Spectrum : A Guide for Parents and Professionals. Constable, London, 1996. (久保紘章, 佐々木正美, 清水康夫監訳：自閉症スペクトル — 親と専門家のためのガイドブック —. 東京書籍, 東京, 1998.)

22) World Health Organization : International Classification of Diseases, 11th Revision (ICD-11). who.int/classifications/icd/en

第14章

成人発達障害支援における「解説者」

村上 伸治　川崎医科大学精神科学教室

Ⅰ．適応障害という形の発達障害

　精神科病院における最多疾患は今も昔も統合失調症である。だが，精神科クリニックや総合病院精神科における最多疾患は，統合失調症ではなく，広義のうつであろう。そしてその中で内因性うつ病は今や少数派である。多数派は生活上のストレスに関連したうつなのが現状である。これはつまり「広義の適応障害」である。ゆえに，この患者はなぜ適応に失敗したのか？　と考えることが重要になる。

　発症にストレスが関連していたとしても，同じ学級，同じ職場にいる他の人は適応障害になってないのに，なぜ彼（彼女）は適応障害になったのであろうか？　「彼はなぜ，クラスで孤立していたのか？」「彼はなぜいじめられたのか？」「他の人は適応できたのに，彼はなぜ，職場の環境変化に適応できなかったのか？」「他の人よりもストレスが強くかかったのはなぜか？」「なぜ彼だけ上司に怒られる機会が多かったのか？」「なぜ彼は仕事のミスが多かったのか？」「他の人は臨機応変に対応したのに，彼はなぜできなかったのか？」「他の人は空気を読んでずるく立ち回って逃げ

たのに，彼はなぜできなかったのか？」「他の人は周囲との対人関係に助けられて状況を乗り切ったのに，彼はなぜ助けてもらえなかったのか？」「担任や上司は何とかしてあげようとしたのに，彼はなぜそれに気づかなかったのか？」「他の人は困ったことがあったらすぐ相談するのに，彼はなぜ相談しようとしなかったのか？」「周囲が助けてあげようとしたのに，なぜ彼は助言を受け入れなかったのか？」「なぜ助言を拒否し，自分のやり方にこだわったのか？」「彼はなぜ急な状況変化に混乱したのか？」などを考えると，発達障害と診断される程ではないにせよ，発達障害的特性をいくらか持っているために，適応障害になってしまったのだと理解できる事例が非常に多い。そもそも，適応障害のなりやすさは個体差が大きいのであるから，「適応障害になりやすい素因を彼が持っていた」可能性を考えざるを得ず，その素因とは何かと言えば，発達障害的特性であることが多いことが容易に想像がつくだろう。

　そういう目で見ると，今やクリニックレベルで精神科を受診する患者の半数くらいが，薄い発達障害特性を持っているのではないかと筆者は感じている。

Ⅱ．初診において

　最近は，「発達障害じゃないかと思うので診てほしい」という主訴で受診する人も結構いる。そういう人とは発達障害を話題にすることができる。だが実際には，表面的にはうつ状態だったり，不安障害だったり，強迫性障害だったりする例が多い。そして，診療を続けていくと，発達障害的な面に気づくようになる，または本人が発達障害的な面を教えてくれるようになったりする。なので，発達障害が主訴でない場合は，初診では発達障害について直ちに話題にすることは避け，可能な範囲で生育歴，生活歴の情報収集に時間を使いたい。表面的な症状や診断に従って治療を進めながら，その底辺に発達障害特性がどの程度あるかを考えていくことにな

る。

Ⅲ．困りごとや得手不得手を話し合う

　毎回の診察においては，患者は今の症状について話すことが多いが，聴く際には注意が必要である。例えば，この2週間は調子が良かったが，昨日からまた不調であるのに，「この2週間，ずっと調子が悪かった」と述べる人がいる。全体を俯瞰することが苦手なためである。「この2週間，どうでしたか？」と尋ねると，手帳やスマホを見ながら，1日ずつあった事柄を順に述べる人も多い。「それで，あなたとしてはこの2週間は全体としてどうでしたか？」と尋ねると，再び1日ずつ経過を述べたりする。「全体としてと言われるとよくわかりません」と正直に述べてくれる人もいる。

　診察では，生活における困りごとを具体的に尋ねたい。そして，それを得手不得手の話にしてゆきたい。患者としては，嫌なことやつらいこと，嫌がらせなどが次々にバラバラに脈絡なく起こっていると感じていることが多い。だが，得手不得手という視点で見ると，本人の不得手な事柄をしたり求められたりした際に嫌なことが起きる，というパターンが見えてくる。脈絡なく起こっていることを，「○○が苦手なんでしょうか」「それがしんどかったのは○○のパターンですね」という形で解説を入れていきたい。

　初期の目標は「苦手感の熟成」である。発達障害は適応障害として現れる。適応に苦しんでいるのであるから，「症状が起きるので苦しい」を「○○が苦手だから苦しい」との自覚へシフトしていく過程が重要となる。それが十分にできて初めて，発達障害の話が入るようになる。このようにしていけば，初診30分，再診10分くらいの多忙な外来でも，診療していくことは可能である。

Ⅳ．発達障害を本人が疑って受診した場合

　患者本人が，発達障害じゃないかと疑って受診した場合は，上述の不得手の話に入るのが容易である。そういう意味で話が早く，発達障害を告知しても受け入れてもらいやすい。ただ，気をつけねばならないのは，「発達障害を疑っての受診」だからと言って，本人がそう思っているとは限らないことである。話を聴いてみると，「自分では発達障害なんて絶対違うと思うんですけど，上司が発達障害だと言う」が主訴だったりする。中には「発達障害を診断して欲しい」と言ってきたのに，実は「もし発達障害を診断したら，その医者を絶対に許さん！」と思っている人もいたりする。なので「発達障害疑い」が主訴であっても，前項の不得手の話をしっかり積み重ねることから始める必要がある人が多いので注意したい。

Ⅴ．診断とその告知について

　発達障害の診断とその告知については，他の精神疾患以上にトラブルが起きやすいので注意が必要である。学生の授業において，「ガンの告知と発達障害の告知，どっちがショックですか？」と尋ねてみたところ，どちらも同数くらい学生が手を挙げた。発達障害の告知は，ガンの告知に準ずるくらいの慎重さが必要であろう。さらに言えば，発達障害の告知はガンの告知以上の難しさがある。ガンの告知においては，伝える事実ははっきりしていて，「どう伝えるか」の難しさの問題であるのに対して，成人の発達障害，特に発達障害といえるのかどうか微妙な例においては，主治医がどう考え，どう理解しているか自体が問われるからである。

　「発達障害と言われた。許せない。訴えてやる」というパターンもあるし，反対に「なぜ発達障害を見逃したのか。早く診断してくれていればその後の人生はもっとマシだったはずだ。許せない。訴えてやる」というパ

ターンもある。さらに言えば，相反する両方の気持ちが一人の患者の中に併存していたりもする。

Ⅵ．グレーな発達障害

「正しい診断によって正しい治療ができる」が医学の鉄則である。だが，成人の発達障害においては筆者は「灰色診断」を多用している。簡単に言えば，児童期から障害に気づかれ障害児として育つのが黒，児童期も青年期以後も問題ないのが白。青年期以後に問題が出てくるのが灰色，というくらい広く考えている。この灰色診断は結構批判も受けている。批判は甘んじて受けたい。だがそれでもなお，灰色診断の必要性と有用性を筆者は感じている。その理由を以下に述べる。

(1) 発達障害は生活障害であり，その素因を持っていても生活障害を起こしてなければ診断してはならない。ある青年は普通の真面目な人として働いていたが，厳しく叱責する上司の部署に異動になってから，こだわりで仕事が進まなくなり，独語や行動のフリーズ，パニックになっての大声も認めるようになり，受診に至った。診察では反響言語も見られ，古典的自閉症かと思うくらい特性が出ていた。診断書によって異動が認められ，受容的な上司の下で資料を整理する仕事を始めてから，彼は元の普通の人に戻った。児童精神科医なら障害に気づくが，一般の人から見たら普通の人と見なされる範囲になった。これほどの顕著な例は多くはないが，ストレス状況で診断の黒と白の間を移動する灰色例は多い。診断時期の違いによって「誤診」が生じかねない。白黒間を移動するものをある時点を以て白だ黒だと診断するのは無理がある。「ストレス状況で白黒間を移動する灰色例」という診断が正確な診断ではないだろうか。

(2) 正確な診断のために児童精神科医に紹介したいが，診察は半年待ち，

という状況は多い。発達障害患者の増加は児童精神科医だけではもはや対応はできない。幼少期の情報が得られない例も多く、その場合は診断自体が不可能になりかねない。診断されず支援も入らず悪い状況が泥沼化している例にしばしば出会う。その点、灰色診断なら発達障害に自信のない一般精神科医でも診断と支援が可能である。

(3) アスペルガーだと他院で診断された帰り道に、ビルから飛び降りようとした高校生がいた。前節でガンの告知に準ずるくらいの慎重さが必要であると述べたように、予定変更に弱い彼らにとって黒色診断は時に破壊的ですらある。灰色診断は、その強い拒否や反応を避けやすい。

(4) 灰色診断は「誤診トラブル」が生じにくい。過剰診断の問題も生じにくい。いきなり「障害年金を」の話にもなりにくい。患者にも精神科医にも優しい。

(5) 白黒ではなく、生活中の具体的な困りごとを話し合っていく治療が行いやすい。灰色とは白黒のモザイクなので、どこが白でどこが黒なのかなどを話し合っていくことが大切で、それが行いやすい。

(6) 昔から自閉症のグレー診断は批判されてきた。それは「様子を見ましょう」と言われて支援が放置されて来たからである。灰色例は支援が必要であり、灰色診断で即支援を開始すべき、が筆者の考えである。

(7) 白黒診断をするとなると心理検査なしでは行いにくい。灰色診断なら、心理検査ができないクリニックでも支援を開始できる。

Ⅶ. 心理検査について

心理検査における発達障害の特徴については、多くの研究がなされている。だが、どんな検査でも全くの黒と全くの白とを鑑別するのは容易でも、臨床的に灰色のものを検査で峻別するのは至難の業になりやすい。生活障害が灰色であるならば、検査結果も灰色になって当然である。ウェクスラー式知能検査における下位検査間の差異、いわゆる凸凹についても、

凸凹が著しい事例も多い一方，灰色事例では凸凹に乏しい人もかなりいる。生活障害として明らかに自閉スペクトラム症（ASD）なのに，ウェクスラー式で凸凹がないので発達障害ではないと言われて途方に暮れる人もいる。

　灰色事例に心理検査を行って，発達障害に間違いないとの所見が得られた場合，心理検査の結果自体よりも，心理検査の最中や前後の本人の反応や行動の観察の結果であることも多い。行動観察とはつまり生活障害を見ていることに他ならない。確かに心理検査は，非常に多くの価値ある情報を教えてくれる。だが，心理検査を行うことで，治療者側も患者側も生活障害よりも心理検査を重視するようになってしまい，個々の具体的な生活障害を通じて，自己の発達障害特性を理解して対応を考えていく姿勢が軽視されることがないように注意が必要である。心理検査を安易に行ったために患者が心理検査結果にこだわってしまい，個々の生活障害を自分で理解して対応を考える方向に話が向かなくなってしまう例はしばしばあるので注意を要する。

　発達障害は生活障害を通じて実感すべきものであり，心理検査を通じて知るべきものではない。確かに，生活障害の実感が乏しくても，心理検査の結果を説明すると妙に納得する患者はいる。だがその場合，「自分は発達障害だから○○」という理解になりやすく，「自分は生活の上で○○が苦手だから△△」という話にはなりにくい。心理検査結果に納得が得られた場合は，心理検査結果を元にして「生活で○○なことはないですか？」などと生活障害レベルでの話に戻すことが必要である。心理検査結果を根拠にすることで生活障害を実感してくれるようになる人は多い。生活でかなり困っているのに，本人としては「ただ苦しい」だけで，生活の何にどう困っているのかを本人がわかっていない例も多いからである。そして生活障害を実感すると心理検査結果がさらに受け入れやすくなる。心理検査を行ったことで生活障害の把握がしやすくなり，それを本人と共有することにも役立つようになった，となるように心理検査は利用したい。

Ⅷ. 解説者

　受けるべき支援は，手帳や障害者就労などの公的な支援だけではない。灰色例では当面は公的な支援は必要ない人も多い。だが，すべての灰色事例の人が必要としているものがある。それは「解説者」である。目の前の状況を正しく理解できないために苦労をしているからである。

　野球観戦を例にとる。野球に詳しい人なら，観客席で試合を見ているだけでも試合を詳しく理解することができるだろう。しかし，詳しくない者は，テレビやラジオの野球中継に登場する解説者が居てくれないと，試合の流れやこの勝負の見どころ，何が起きているのかなどを理解しにくい。観光地だって，歩きながら説明してくれるガイドの人が居てくれると，その観光地の良さをより深く理解することができる。発達障害の人は，言葉が通じない外国の観光地をガイドマップなしで見て回っている旅行者に似ている。目的の観光物が目の前にあるのに気づいてなかったり，全く別の物を「これが○○なんだ。でも何だか今イチだなあ」などと思っている旅行者である。そして，その国の習慣や常識もわからないので，知らずに失礼なことをしてしまい，怒られたり無視されたりするのだが，その理由がわからず，「この国の人はいじわるな人ばかりだ」と被害的に思い込んでいる旅行者である。彼らには「人生の解説者」「人生のガイド役」が必要である。

　最も理想的な解説者は，発達障害の人と24時間行動を共にして，同時通訳のように状況を解説してくれる人であろう。小人が肩の上に座って，常に耳元で解説している，というのが理想であろう。だがそんなものは現実には不可能である。それは無理としても2週間に一度，1カ月に一度の面接であっても本人の困ったことを話してもらい，解説が得られると本人として大きな救いとなる。

　解説と言っても，難しい事柄を扱う必要はない。例えば，「さっき頼ん

だ仕事は適当にやっておいて」と上司に言われたが，その「適当」がどういうことがわからなくて，本人は苦しんでいたりする。状況からわかるなら解説してあげたり，上司に尋ねてみるよう勧めたり，その場で上司に電話をして尋ねてあげたほうがよい場合もあるだろう。友達に「バカだなあ。教えてあげるよ」と言われた「バカ」という言葉が頭から離れずに苦しんでいる人もいる。それが親しみの表現であることを知らないのである。そういうことを放置したまま，それらが積み重なっていくと，被害的になったり，こだわりが強くなったり，遂にパニックを起こしたりするのである。

　心理職やワーカー，作業療法士や作業所指導員，ジョブコーチから上司や同僚，スクールカウンセラーや教師，そして友人や家族に至るまで，本人にかかわるすべての人がこの解説者になることができる。些細なことでよいから，相談したら楽になったという経験を積み重ねることが大切である。手帳などの公的な支援までは要らない人であっても，解説者が必要であることは同じである。解説が得られると人生が楽になることを知ってもらい，解説者に相談しながら生きていくことができれば，これまでのつらい人生が変わり始めるだろう。

Ⅸ．出力よりも入力

　発達障害者の行動に周囲の者が困ってしまうことはよくある。だが，困った行動という「出力」の元になっているのは，状況把握がズレているなどの「入力」の問題が主である。例えば外国に行ったとする。すると，現地の常識に反した行動をしてしまうことは避けたい。不適切な行動は止めてくれたり，正しい行動を指導してくれると助かるだろう。だが，それよりももっと助かるのは，できれば同時通訳してくれて，表情を読むことをも含めて状況を解説してくれ，その国の常識や慣習も解説してくれる人がいてくれることではないだろうか。

　「指導者よりも解説者」を筆者が主張するのはこのためである。常識や慣習の解説が不十分なまま，「命令される」ばかりでは，誰でも嫌になってしまいやすい。指導への反発も起きやすい。だが，解説者であれば，抵抗を受けにくい。特に灰色の人は，解説によって指示を減らしやすい。「解説者は欲しいが，命令する人は要らない」と思うのは我々だって同じである。指導者よりも解説者の方が，良好な支援者被支援者関係を作りやすい。

事例

　女子大生。初診から数回目の診察風景。

　〈この2週間で何か困ったことを教えてください〉「家族の言動に腹が立つんです」〈どんな言動？〉「弟がバカにします。お母さんが私と違うことをズバズバ言います」〈弟さんは何年生？〉「中学2年です」〈どんな事をバカにされるの？〉「弟がクイズを出してきて，私がそれに答えたら，私の答えが的外れだったのかもしれないんですけど，『ハッ？』とか『バカなん？』とか言うので，私もキレるんです」〈的外れだったの？〉「それがよくわからないんです」〈もし的外れなら，どんな風にズレているかを教えてもらわないとわからないよね？〉「そうです」〈今度同じようにバカにしてきたら，どうズレているのか，説明してよ，と言ってみる？ ただ，もしかしたら，あなたの答えが，弟さんも予想してないほど，面白い答えだったのかもしれないよ〉「面白い？」〈そう，あなたのハイレベルな答えに弟さんの方がついてこられないのかもしれない〉「そうなんですね」〈その可能性もあるから，弟さんがバカにしても，流したほうがよいと思いますよ〉「わかりました」〈次にお母さんはどんな違うことを言うの？〉「学校で昼食を1人で食べるのをやめなさいと言う」〈今の大学で1人で食べている女子は？〉「見かけたことはあります」〈ということは滅多にいないということ？〉「そうですね」〈ちょっと尋ねるけど，1人で食べるのは淋しいとか思う？〉「いいえ，景色を見ながら食べてますから」〈それはい

い。景色を楽しむんだね。高校のときはどうしていたの？〉「友達と食べていました」〈高校のときに 1 人で食べている女子は？〉「いなかったです。ああ，そういうことか」〈そうなの。1 人で食べるのは淋しいと思う学生は多いんだよ。中高生の女子だと，トイレへ行くのも何をするのも仲の良い友達と一緒という子もいたりするでしょ。けどそれは，1 人で行動するのが怖いからとも言えるんだ。1 人で食べるのは自立心があるとも言えるよ〉「母は，気持ち悪いと思われるよ，とか言うから傷つくんです」〈なるほど，お母さんは 1 人で食べる不安が強い派なんだね。だから，お母さんとしては，娘が 1 人で食べているなんて，心配で心配で仕方ないんだ。優しい娘思いのお母さんなんだね〉「そうなんですか？」〈だと思うよ。娘を思いやる気持ちがなかったら，そんなことは言わないと思う。娘を思いやるあまり，きつい言葉も出てしまうんだね〉「そうなんですね」〈今度また言われたら，ご心配どうもありがとうございますって言ってもいいよ〉「そうですね（笑顔）」〈無理に人と一緒に食べると，人に合わせるのがしんどくて，体調が悪くなってしまう人もいるよ〉「それ，わかります」〈みんなと一緒に食べるのもストレスになる面があるからね。誰かと一緒にお昼を食べて楽しかったことは？〉「今ラインをしている子となら，一緒に食べたいと思います」〈良かった。あなたにもそう思える子がちゃんといるんだ。その子はどこの子？〉「高校まで同級で今は県外です」〈なるほど，その子とは今もつながっているんだね〉「はい」〈人にはみんな好みがあるからね。例えばね，納豆とかは嫌い？〉「好きです」〈それはいい。でも納豆を嫌いな人が結構多いでしょ？〉「そうみたいですね」〈納豆大嫌い人間は，納豆を食べる人を変人だと言ったりするよ。でもそれは好みの問題。変人と言われても，そう思う必要はないよ〉「わかりました」〈感覚が敏感とか，他の人と感覚が違うことはある？〉「前に家庭科で味覚テストがあって，私が甘いと思った試薬を他の子は酸っぱいと言ったことがありました。授業でも，他の子が面白いと言った授業が私には疲れたり，私が面白い授業がみんなは疲れると言ったりがありました」〈そうい

う違いを言われても，好みや感覚の違いだから，傷つく必要はないよね〉「冗談が通じないとは言われます。友達に，あの人バカだよな？　と言われてどう答えていいかわからなかったです」〈わからなければ，わからないって言えば？〉「ああ，そう言えばいいんですね。わかりました」

X．助けてもらう人生 vs 戦う人生

　発達障害に限らず，精神障害でも高齢者在宅支援でも，周りが最も困るのは，「支援が必要なのに支援を拒否する人」ではないだろうか。対応に最も困るのは，助言や指導を聞き入れず，独断専行で断固として行動する人である。そのような人は，「支援を受けてよかった体験」や「相談して助かった体験」をほとんど持っていない。

　であるから，支援の基本は，「相談したら解決した」「支援を受けたら楽になった」という体験を積み重ねて，「困ったら相談する人」「困らなくても何かと相談する人」になってもらうことである。解説者の姿勢は，抵抗を受けずに支援のありがたさを感じてもらいやすい。

　発達障害の予後を決めるのは障害の重さではない。知的障害も伴う人が，作業所や障害者就労で安定して働いていることは少なくない。一方，高学歴なのに長年引きこもり，あらゆる支援を拒否し，年老いた両親を支配している人もいる。予後を決めるのは障害の重さではなく，「助けてもらうパターンを身につけたかどうか」である。

　ASDであるとの確定診断でもよいし，灰色診断でもよい。とにかく，「自分には得意なところもあるが，苦手なところもあり，苦手なところは助けてもらった方が楽に生きられる」ということを知ってくれると，周囲から私的に助けてもらい，人によっては手帳や作業所などの「公的な支援」も受けるようになる。すると予後は変わり始める。

　解説者を得て，「助けてもらう人生」になると，状況への解説が得られる→状況を理解する。解説があると得だと実感する→本人から相談してく

れるようになる→いじめやパニックが回避される→本人のペースで作業や
就労も可能になる→自己価値観が上がる→周囲と助け合う穏やかな人生→
発達障害特性も目立たなくなる，という好循環が回り始める。

　一方，助けてもらわない人生だと，解説者がいないので状況が理解でき
ない→状況がわからない。相談もしない→独断専行で行動する→トラブ
ル，いじめ，パニックが頻発する→本人は混乱し自己価値観も低下する→
「人は信用できない」「この世は敵だらけ」だと認識する→「周囲と戦う人
生」となる→二次障害（精神疾患など）が起こる，という悪循環からなか
なか抜け出せなくなる。解説者などの手段を用いて，「助けてもらう人生」
を育む介入を，筆者は「大人の療育」と呼んでいる。

XI．私的な支援

　医師による診断などなくとも，本人の特性（個性）に気づいた友人や同
僚が「こいつは○○が苦手だから，俺が助けてやってるんですよ」などの
例はよくあることであり，これは既に私的な支援である。支援は気づいた
人ができる範囲で今日から始めればよい。原始時代から人間は助け合って
生きてきたのだから，医師の診断などに関係なく，「困っている人をそれ
に気づいた人が手助けする」という私的な支援の方が支援の本質であろ
う。医師による薬物療法や精神療法から友人による配慮まで，支援は裾野
の広いものであることが望ましい。「グレーに診断，グレーに支援」「医師
の診断（に基づくトップダウンの支援）よりも，特性に気づいた身近な人
がボトムアップな支援を」が筆者の主張である。専門職でない周囲の人か
らの解説や支援が豊かになると，専門職の負担は減る。これが今後の目指
すべき方向ではないだろうか。

XII. 助け合う

　まずは周囲に相談し，助けてもらうことが重要である。だが目指すのは「助けてもらうだけの人生」ではなく，周囲の人と「助け合う人生」である。「発達障害がある人が周囲の人を助けるなんてできるのか？」と思うかもしれないが，周囲から「癒やし系」などとして愛されている人は多い。我々の社会は，発達障害の人に実は相当に助けてもらっている。これに気づくことも，発達障害臨床の醍醐味の一つである。発達障害臨床の最終目標は，凸凹を許容し合い，助け合う社会である。

文献

1) 青木省三：ぼくらの中の発達障害．筑摩書房，東京，2012．
2) 青木省三，村上伸治編著：大人の発達障害を診るということ ― 診断や対応に迷う症例から考える．医学書院，東京，2015．
3) 村上伸治：現場から考える精神療法 ― うつ，統合失調症，そして発達障害．日本評論社，東京，2017．
4) 村上伸治：実戦 心理療法．日本評論社，東京，2007．

第15章

日常診療における青年期〜成人期の
高機能自閉スペクトラム症の非薬物介入

山末 英典　浜松医科大学精神医学講座

Ⅰ. はじめに

　自分自身の自閉スペクトラム症（Autism Spectrum Disorder：以下，ASD）についての臨床経験は，1998年から東京都立松沢病院で行った2年間の臨床研修中に，3カ月間の梅ヶ丘病院での研修を行った時に遡る。その際に，新患だった青年期の高機能ASD症例の予診と陪席を経験した。自宅に引きこもるうちに被害関係念慮や混乱を生じて事例化したものの，引きこもる以前から集団生活に適応できず，興味関心が偏っていた症例であった。状況や感情にそぐわない表情や抑揚がうまく効いていない喋り口調に現れる社会性やコミュニケーションの特徴や，問診から聴取される興味関心の偏りの特徴が，進学校や医学部で長い時間を過ごしてきて精神科医になりたてだった身には，どこか馴染みのあるような気がして，ASD的な特徴の現れだったのかと発見した気になり，鮮烈な印象を受けた。そして，統合失調症と診断されてしまうことも多そうな症例であったため，統合失調症と診断されている症例にも少なからず高機能ASD症例が紛れ込んでしまっているのではないかという気づきを得るような体験をした。

その後，東京大学医学部附属病院の精神科に勤務している際に，当時の加藤進昌教授が主導した ASD の研究プロジェクトの手伝いで，自分が行っていた形態学的 Magnetic Resonance Imaging（MRI）解析を ASD に応用するという課題を担当し[12, 16]，それから後の 15 年ほどは，青年期や成人期の高機能の ASD の症例を診察する機会が多くなっている。さらに最近 10 年間は，オキシトシン経鼻剤の自主臨床試験を自分自身が主導してきたため[3, 4, 9, 10, 17]，その診察や臨床評価を行う外来も含むと，多い時期には週に丸 5 〜 6 日，少ない時期にも週丸 2 日程度は ASD の方を中心的に診察する外来診療を行ってきた。

　児童症例の診療に当たった経験が少なく，青年期以降で高機能の方を中心に診療に当たってきたため，自分の臨床経験には偏りがあるかもしれない。また，診断については，世界的なゴールドスタンダードとして評価が確立している Autism Diagnostic Observation Schedule（ADOS）[6] や Autism Diagnostic Interview Revised（ADIR）[7] について臨床レベルと研究レベルの両方のトレーニングを修了しているが，介入や対応についてはその大部分が我流である。しかし，少しでも読者の皆様のお役に立てる部分があることを期待して，また今回の「10 分間で何ができるか」という企画のねらいを踏まえて，自分自身が日常診療で実践している内容そのものについてその要点の記述を試みたい。

　薬物療法については，現状は二次症状を標的としている。一方で，世界中で ASD 中核症状そのものを標的とした治療薬開発は実は熱心に取り組まれているが，基本的に研究段階にある[13, 14, 15]。そのため本稿では，青年期から成人期の高機能の ASD 症例を想定して，非薬物介入を中心にした対応をまとめる。抑うつや不安などの二次症状がある場合にも，環境調整など適切な非薬物介入がなされないまま薬物療法を行っても副作用ばかりが目立って効果が得られにくいことも多く，ASD の臨床では非薬物療法の比重が特に大きいと考えている。

Ⅱ．診断

　本人の診察場面では，表出やコミュニケーション内容について評価する。これについては，ADOS で評価するようなポイントを中心にみている。ただし，ADOS 全体を行えば評点と合わせて 1 時間近くかかってしまう。また，絵本やおもちゃを持ち出して働きかけることも通常の外来ではしにくいため，診療では問診で現れやすいポイントに絞り込んで評価することになる。そのため以下のようなポイントを特にみることが多いように思う。

　特に，高機能で青年期以降の症例では，話し口調の抑揚や表情や視線あるいはジェスチャーが乏しかったり，それがあっても問診の流れや状況にそぐう形で用いられていないことや，話し始めに常同的に同じフレーズを用いることや，自発的な情報提供や補足的な説明が乏しく質問に答えるのみで話が続きにくいことや，一方的でこちらの質問や反応を気にかけていないことや，問診の場における関心や感情の共有が得られにくいことや，こちらが問診をスムーズに進めやすいようにする配慮がない，などといったポイントから ASD の特徴を得ていることが多いかと思う。また，青年期以降で高機能の症例でも，診察場面でデスク上に出ていたコードや持参したタオルなどの何かしらの物を触り続けているなどの感覚的興味や，部分的だが衒奇的な指の動きや指いじりなどの特徴的な行動を示していることもあり，そうした行動から診断が裏付けされることもある。

　発達歴や他者評価のために，できるだけ主な養育者や同居家族の問診も行う。協力が得られない場合にも，小学校の通知表や幼稚園や保育園の連絡日誌などの資料を収集するなどしている。養育者や同居家族の問診を行っておくことは，診断確定後の理解の獲得や支援体制の構築上も重要である。こうした協力が得られず，現在の表出や問診で把握ができたエピソードから ASD 的特徴が明らかな場合には，幼少期は適応や交友関係が

良かったことを支持するような情報がないことを確認して暫定的にASD
と診断し，本人のサポートを優先する場合もある。

　本人から得られる自覚できている範囲のエピソードとしては，社会的コ
ミュニケーションの障害に関しては以下のようなものがある。転職が多い
場合にその理由を聞く中で，何らかの対人トラブルが関与していることが
繰り返されている，本意でなく相手を突然怒らせてしまうことが繰り返さ
れている，仕事で頼まれたことと本人が理解して行ったことが食い違って
しまったことが繰り返されていた，といったエピソードは比較的多い。興
味の限局と反復常同性は，スケジュールなどの変更や環境変化への混乱な
どの非適応的な反応や，同時並行的な要請の際の行動や，趣味や余暇の過
ごし方などから聴取できることが多い。感覚過敏は本人が的確に自覚しや
すい症状で，居酒屋のようなところで人が多くガヤガヤとしている状況へ
の不快や適応の困難や拒絶，職場での人の出入りの多さによる影響の受け
やすさ，授業中の周囲の雑談への反応，物音への驚愕反応，眩しさへの過
敏，などから聴取されやすいことが多い。

III．併発症の評価

　注意欠如多動症（Attention Deficit and Hyperactivity Disorder：ADHD），
不安症，気分障害，外傷性精神障害など，ASDに併発の多い精神疾患や
発達障害の評価は重要である。併発症の方が臨床的には問題となっている
場合もある。ASDとこれらの併発症の両方を評価するためには，発達歴
の聴取に加えて併発症の現病歴を聴取する必要があり，収集するべき情報
量が多くなり時間も要する。一方で初診時に評価しなければより時間の短
い再診で評価することはさらに困難であり，できるだけ要点を抑えて効率
のよい聴取が要求されることになる。実際のところ，併発症を見逃してい
て後から気づいて診断や治療に至ることもある。自分からは訴えないこと
も多く，初診時に疑われる診断があれば特定するための質問を追加し，併

発症が疑われない場合でも，睡眠や食欲といった事項は聞くようにしている。また，定型発達者に比較して抑うつや不安についても表情や口調などの表出には変化が現れにくいこともあり，たとえ表出は淡々としていても睡眠や食欲や興味関心の変化や体験内容から診断をしなくてはならないことも少なくない。また，精神的な変化を自覚せずに身体化するケースも多いことを念頭に置いて問診をしている。

Ⅳ．検査

Wechsler Adult Intelligence Scale（WAIS）[11] については，あくまでも診断については補助だが，本人の適性の理解という点でも重要視している。併発症である ADHD の鑑別のために Conners Adult ADHD Diagnostic Interview for DSM-IV（CAADID）日本語版 [5] を行うことも多い。発達歴の聴取には，ADIR は時間を有するため，Pervasive Developmental Disorders Autism Society Japan Rating Scale（PARS）[1] で代用することが多い。特に PARS の短縮版については，初診に母親など主な養育者が同行していて，現症や現病歴から ASD の特性が明瞭な症例で確認のために発達歴を聴取する場合には，初診の中で短時間で行うようにしており，実用的で有用であると感じることが多い。

本来，器質疾患の鑑別のために頭部 CT や脳波も行うべきという指摘もあるかもしれないが，頭部外傷の既往やてんかん発作を疑わせるエピソードの聴取されない例や，経過上に屈曲がなく，幼少期からの一貫した行動特性から ASD など発達障害が疑われている症例で脳器質疾患を除外するためにこれらの検査を行う優先度は高くないと考えている。

Ⅴ．説明

まず初診時の時点で，さらに心理検査や養育者などからの情報収集を行

う必要があるかを判断する。そのうえで，心理検査や情報収集を行う場合には，ASD の診断がつく可能性があること，診断を確定させるうえでできるだけ客観的な情報を集めておいた方がよいこと，客観的な特徴を把握することで特徴にあった適応が得やすくなることもあることを説明している。

　心理検査や発達歴の聴取も行ったうえでの説明では，以下のような点を重要視している。ASD の診断を有する場合には，得意不得意がはっきりとしているために，向いている状況と向いていない状況もはっきりとしている。そのため，ASD の診断から生じるものもそれに付随するものも含めて，この得意不得意を客観的に理解してもらうことを重要視して，たとえ外来が混んで多くの患者さんをお待たせしていても説明に時間を割く価値があると考えている。ASD の診断については，中核症状についてできるだけ本人が自覚できているエピソードを用いながら，症例ごとに変えて説明をしているように思う。また，本人に特性を理解してもらうことで，不得意をカバーして得意な面を活かす方策を考えていくことが以降の外来の重要なテーマの一つであることについても，できるだけ明確化して説明している。また，家族や職場の上司にもできるだけ理解を求め，職場であれば，適切な理解によって，本人にとっても特性に合った仕事を与えられて能力を発揮しやすくなり，仕事を与える側にとっても本人に貢献してもらいやすい仕事がわかって成果を上げやすくなり，双方にとって有益となることを目指すことができることを説明している。

　20 歳前後の若い時期には，向いていないことに敢えて挑戦してみることも，適応の幅を拡げられる可能性があるのでよいが，その後に進路や方向性を決める際には，得意な面を活かせることを最優先するべきであると伝えることも多い。ASD の当事者の場合であれば，まず共通した特徴として，チームワークや共同作業ではなく分担の明瞭な仕事を自分のペースで取り組むことを優先して理解してもらっている。

　そのうえで，長所を発揮しやすい仕事内容については WAIS などを参

考にしている。例えば，作動記憶が長所となる場合にしても，数唱などの下位項目が高く聴覚優位の特徴を有するのか，行列などが高く視覚優位の特徴を有するかによっても，指示系統を使い分ける配慮を促している。特性についての説明がうまく入るとこれまで当事者が抱えてきた疑問や混乱が晴れて腑に落ちるような響き方をする症例も多い。

VI. 職場への説明

　情報開示の仕方によっては本人が一気に不利な状況に追い込まれてしまうこともあるため，注意が必要となる。職場の理解の様子や本人への態度について，本人から最大限に情報を聴取して推測することが必要になる。本人の許可が得られれば，上司と面談し，本人の職場での状況や生じている問題を聴取し，心理検査成績なども示しながら本人の特性を説明し，職場で生じている問題と本人の特性の関係，特性を踏まえた対処方法を説明している。この際に，不得意で本人に期待しにくい点の理解も求めるが，一方で得意な面や長所についても説明して，できるだけ本人の得意なところを活かして職場にも貢献しやすくなるようにと，本人にとっても職場にとっても特性理解が利益となると，前向きに説明して理解を得るようにしている。

VII. 介入

　本人が自分の得意不得意を特徴としてできるだけ客観的に理解すること，そして家族や直属の上司など，本人とやりとりをする周囲もその特徴を理解すること自体が介入の目標で，それが達成されるように働きかけるだけでも適応が大幅に改善することは多い。一般に青年期から成人期にかけて ASD 者の適応は改善することが多いことが知られており [8]，これには ASD 者の脳の加齢性変化が少なく機能低下が少ないことも関与してい

るかもしれないが[2]，自然経過でも本人や周囲の努力によって特性理解が進んで，目標の修正や対応方法の獲得が進むためであると考えている。この自然経過でも得られる特性理解と目標の修正や対応方法の獲得を専門家として支えて促し，より効率的に適応改善を進めるのが臨床家の役割であると考えている。

　周辺症状がある場合にはその安定化や最小化が優先される。ただし，反応性の不安や抑うつに対してはASDの場合では通常想定されるだけの薬効が得られにくく副作用が目立つことも多いように感じられる。そうした場合には，反応の要因になっている環境調整や，認知行動療法やEye Movement Desensitization and Reprocessing（EMDR）によるトラウマ処理などの心理療法などの非薬物的介入を行うことがより本質的で効率のよい介入となることが多い。

　知能や学歴がかなり高い場合にも，障害者手帳や障害年金を受給して，障害者就労を維持して良好な適応を得ているケースも少なくない。学歴や世間体に固執し出世にこだわるケースも中にはあるが，むしろ人からどう思われるかを気にせずASDの当事者として障害者就労と当事者会などでの役割を得て本人も満足し，こちらから見ても悠然と幸せそうに見えるケースもある。また，特性理解に基づいて，逆に出世によって管理職として対人折衝や総合的な役割が増えることを頑なに避けようとするケースも多く，こうした姿勢は担当医としてはむしろ出世を回避することを支持することが多い。

Ⅷ．社会資源の活用

　医師が診察の中でできることは限られており，社会適応の促進について障害者職業センターや就労移行支援事業などに委ねる部分は大きい。高機能で高学歴あっても，特性が明瞭で，障害者手帳を得て障害年金も受給しながら障害者就労をして安定を得る症例も少なくない。そのうえで，特性

にあった仕事環境や職場での理解が得られるように，障害者職業センターから支援を得ながら就職活動をしていく方は多い。就労後の職場訪問の活用なども積極的に行ってもらっている。

Ⅸ．おわりに

　ASD の方は ADHD の併発も少なくなく，その場合には遅刻も多い。実はこの文章も，その一部は，予約時刻に現れない方を待ちながら診察室で書いていたこともあった。診察にも説明にも通常の精神疾患よりも時間がかかりやすく，対応上さまざまな困難が生じることも多い。こちらが汲み取って欲しいことが伝わらず，それ自体が中核症状なのである意味当然とも言えるが意思疎通に齟齬が生じやすく，苦しいことも多い。定型発達者に ADOS を実施した経験があるが，こちらが実施しやすいように自然に気を遣ってくれ，何とやりやすいことかと驚いたことがある。しかし，不適応のために受診した方に，不適応の背景に ASD 特性や認知不均衡を見出し，本人が特性を理解し，周囲にも理解を得て，特性に合った適応を得直して幸せになられる方も多く，主治医冥利に尽きる思いをすることも多い。コミュニケーションの取り方も，曖昧さをできるだけ排除して，非言語表現に頼らず，言葉で明確に伝えることに慣れてくるとやりやすくなってくる。併発症が特になく非薬物療法だけでも 5 年 10 年と定期通院を続けてくださる方も多く，定型発達者とはまた違った不思議な関係性ができるものだと感慨深く思っている。

文献

1) 安達潤，行廣隆次，井上雅彦ほか：広汎性発達障害日本自閉症協会評定尺度（PARS）短縮版の信頼性・妥当性についての検討．精神医学，50；431-438，2008.
2) Aoki, Y., Abe, O., Yahata, N., et al.：Absence of age-related prefrontal

NAA change in adults with autism spectrum disorders. Translational Psychiatry, 2 ; e178, 2012.

3) Aoki, Y., Watanabe, T., Abe, O., et al. : Oxytocin's neurochemical effects in the medial prefrontal cortex underlie recovery of task-specific brain activity in autism:a randomized controlled trial. Molecular Psychiatry, 20(4) ; 447-453, 2015.

4) Aoki, Y., Yahata, N., Watanabe, T., et al. : Oxytocin improves behavioural and neural deficits in inferring others' social emotions in autism. Brain, 137 (Pt11) ; 3073-3086, 2014.

5) Epstein, J., Johnson, E.D., Conners, C.K. : Conners' Adult ADHD Diagnostic Interview for DSM-IV. Multi-Health Systems, NewYork, 1999.

6) Lord, C., Rutter, M., Goode, S., et al. : Autism diagnostic observation schedule:a standardized observation of communicative and social behavior. Journal of Autism and Developmental Disorders, 19(2) ; 185-212, 1989.

7) Lord, C., Rutter, M., Le Couteur, A. : Autism Diagnostic Interview-Revised:a revised version of a diagnostic interview for caregivers of individuals with possible pervasive developmental disorders. Journal of Autism and Developmental Disorders, 24(5) ; 659-685, 1994.

8) Piven, J., Harper, J., Palmer, P., et al. : Course of behavioral change in autism:a retrospective study of high-IQ adolescents and adults. Journal of the American Academy of Child & Adolescent Psychiatry, 35(4) ; 523-529, 1996.

9) Watanabe, T., Abe, O., Kuwabara, H., et al. : Mitigation of Socio-communicational Deficits of Autism Through Oxytocin-Induced Recovery of Medial Prefrontal Activity : A Randomized Trial. JAMA psychiatry, 71(2) ; 166-175, 2014.

10) Watanabe, T., Kuroda, M., Kuwabara, H., et al. : Clinical and neural effects of six-week administration of oxytocin on core symptoms of autism. Brain, 138(Pt 11) ; 3400-3412, 2015.

11) Wechsler, D. : The Psychometric Tradition-Developing the Wechsler Adult Intelligence Scale. Contemporary Educational Psychology, 6 ; 82-85, 1981.

12) Yamasaki, S., Yamasue, H., Abe, O., et al. : Reduced Gray Matter Volume of Pars Opercularis Is Associated with Impaired Social Communication in High-Functioning Autism Spectrum Disorders. Biological Psychiatry, 68 (12) ; 1141-1147, 2010.

13) Yamasue, H. : Promising evidence and remaining issues regarding the clinical application of oxytocin in autism spectrum disorders. Psychiatry and clinical neurosciences, 70(2) ; 89-99, 2016.

14) Yamasue, H., Aran, A., Berry-Kravis, E.：Emerging pharmacological therapies in fragile X syndrome and autism. Current Opinion in Neurology, 32 (4)；623-640, 2019.

15) Yamasue, H., Domes, G.：Oxytocin and Autism Spectrum Disorders. Current topics in behavioral neurosciences, 79(1)；53-17, 2017.

16) Yamasue, H., Ishijima, M., Abe, O., et al.：Neuroanatomy in monozygotic twins with Asperger disorder discordant for comorbid depression. Neurology, 65(3)；491-492, 2005.

17) Yamasue, H., Okada, T., Munesue, T., et al.：Effect of intranasal oxytocin on the core social symptoms of autism spectrum disorder:a randomized clinical trial. Molecular Psychiatry. 2018 Jun 29.；doi:10.1038/s41380-018-0097-2. [Epub ahead of print], 2018.

第16章

働く成人発達障害者の支援

横山 太範　さっぽろ駅前クリニック

I．背景

1．はじめに

　筆者はさっぽろ駅前クリニック（以下，当院）を 2005 年に開院し，当初より集団療法室にてサイコドラマを中心とした集団精神療法を行っていた。2006 年 1 月に北海道初のうつ病などで休職した患者の復職支援を目的としたデイケア（リワークデイケア）を開設し，まもなくリワークデイケアの利用者の中に多くの発達障害者がいることに気づいた。復職まで長期間を要する者や難治例化する者も多く，特別な支援が必要と考えられ，試行錯誤を続けて，2011 年からサイコドラマと SST を組み合わせた発達障害者向けのプログラム（ミューチュアルコミュニケーションプログラム：以下，MCP）を開始した。11 週間の短期介入で各種心理検査の結果が有意に改善し，復職後の就労継続率も良好であった[3]。

　MCP で行われたサイコドラマの内容の分析などから，就労可能なレベルの成人発達障害者の社会適応の改善には幼少期から積み重ねられてきたいじめや虐待に対する怒りや恨みの解消が重要で，その方法としてはサイ

コドラマなどの演劇的な手法を用いることが有効であるということがわかってきた[4]。このような経験を踏まえて，2015年に成人発達障害者を主な対象とした就労支援のためのデイケアを開設し，発達障害者専門外来も開始した。

　先行してリワークデイケアを行っていたことも影響してか，発達障害専門外来の初診には働きたいという意欲を持って受診してくる患者が多かった。また，当初本人にはそのような希望があまりなかったとしてもデイケアなどの集団治療を通じて働こうという意欲を持つようになり就労に至ったケースも多数ある。発達障害者の支援というと環境調整に主眼が置かれがちだが，サイコドラマなどの集団精神療法を用いることにより対人関係の改善を得て就職していく様を見ると，治療的アプローチによって本人が変わるという可能性を軽視すべきではないと考えている。

　これらの経験を踏まえて本稿では，まず，当院の実践から生まれた就労を目指すレベルの成人発達障害者の症状形成に関する臨床仮説である「負のスパイラル理論」と治療ターゲットについて記し，次に成人発達障害者に対する集団を活用した支援の利点について述べ，続いて成人発達障害者の復職支援や就労支援を通じて学んだ，外来で行える働く成人発達障害者の支援についてまとめたい。

2. 負のスパイラル理論[2]

　サイコドラマなどによる成人発達障害者支援に関する経験の蓄積の中から生み出された，症状形成に関する仮説として「負のスパイラル理論」（**図1**）がある。それによると，成人発達障害者が示す二次障害と言われる種々の症状は特性と環境による相互作用によって規定されるのではなく，対人場面での困難さに対して怒りや孤立感を味わいながらもどうにか克服しようとする必死の適応行動によっていっそう困難な立場に追いやられるという悪循環（負のスパイラル）が存在し，適応が破綻したとき症状形成に至ると考える。

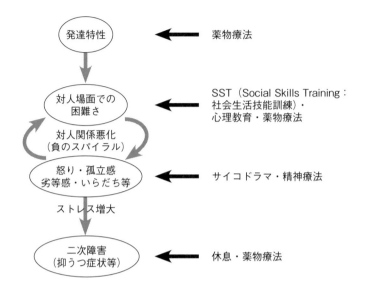

図1　負のスパイラル理論[2]

　発達障害者は幼少期からいじめを受けたり，養育者などから虐待を受け
るなどのつらい体験を積み重ねてきていることが多い。そのような過酷な
状況のもとで感情をそのまま表現し，怒りに任せた行動を取った場合には
早期に精神保健的あるいは教育的な介入を受けることとなる。成人になる
まで発達特性の問題が明らかにならなかった人々は感情に蓋をすることに
よって適応的な行動を取ることができた人々と言うこともできるのであ
る。自閉スペクトラム症（Autism Spectrum Disorder：ASD）の自閉的
な傾向は障害特性に由来するものの他に，本人の社会適応の方策として感
情に蓋をすることにより，いっそう自閉的となっていくという負のスパイ
ラルによって強化されている部分も大きいのである。このスパイラルから
脱出するためには彼らの抱く怒りや恨みなどの強いネガティブな感情を安
全な形で徐々に開放させていくことが必要で，サイコドラマなどの演劇的
な技法を用いた治療的アプローチが有効である。

3. 成人発達障害者の治療ターゲット

　発達障害の一次障害としては，社会性の障害，コミュニケーションの障害，イマジネーションの障害，感覚過敏が挙げられるが，負のスパイラル理論では，これらの一次障害とともに悪循環を形成している怒り・恨み等の強い感情，適応行動としての非常に抑制的な感情表現，仲間体験不足などが治療のターゲットとして挙げられる。

　成人発達障害者は感情に蓋をすることができたおかげで大人になるまで適応的な行動を取り続けて来られたのだが，そのために対人交流が減少もしている。MCP などの支援の経験からは，感情の解放にはサイコドラマなどの丁寧で濃厚な心理療法が必要で，適応行動のレパートリーを増やすためには SST などのロールプレイが有効と考えられた。

　仲間体験不足はデイケアや地域に存在する発達障害者支援のグループ活動等での練習で補えるが，その前提として，心理療法を通じて怒りや恨みが減って，他者への信頼感が回復していなければ交流も中々増えていかない。すなわち，福祉的な支援の前に医療による充分な心理療法を行っていなければ，SST はただのマナー教室になり，グループ活動は相互作用のないただ同じ場所に複数の人々が集まっているだけの空間となってしまう。

4. 集団を活用した支援の利点

①診断・評価，薬物調整

　デイケアなどの精神科リハビリテーションは治療的な側面が強調されがちだが，それ以上に集団内行動などの観察による診断的意義も大きい。これはデイケア以外のグループ活動が行われているあらゆる空間で同じことが言える。成人発達障害者は「健常者」との境界が曖昧で，診断に苦慮することが多いが，デイケアを含むグループ活動の場で得られた情報を用いると，対人関係の問題点などがはっきりと観察されるので，診断の精度が格段に向上する。また，行動を観察することで，薬物療法の効果を評価し

たり調整したりすることがより的確に行えるようになる。観察し，情報を提供してくれる人の能力にもよるが，活用しない理由はない。

②心のケア

サイコドラマや感情表出を目的とした小グループ活動などを通じて怒りや恨みなどのネガティブな感情を安全に表現させることにより，カタルシス効果や他者からの温かい共感などを得て，怒りや恨みを解消する。その結果，他者に対する信頼感が育ち，人間関係が安定していく。

③コミュニケーション能力向上

当院では SST などのロールプレイやスタジオジブリ制作のアニメーション映画を用いた感情認知トレーニングなどのプログラム等を行っているが，毎日の仲間体験そのものがコミュニケーション能力の向上につながっている。

④稼働能力向上

上述した薬物調整や心のケア，コミュニケーション能力の向上の他，毎日通うことにより生活習慣が改善し，職場場面を想定したさまざまなプログラムへの参加等を通じて，総合的な稼働能力の向上が期待できる。また，自己の特性についての理解が深まることも稼働能力向上に貢献する。

Ⅱ．外来診療でできる働く成人発達障害者支援（初診時）

1．初期の失敗から学んだこと

発達障害専門外来を開始してまもなくの頃，問診表の主訴の欄を見ると，「発達障害」とか，「発達障害の診断」としか書かれていない患者がいて，筆者は「発達障害があって，仕事や日常生活に困って受診したのだろう」と思って診察を進めていったのだが，検査をしましょう，お薬を出しましょうという段階になって，検査は拒否します，お薬は飲むつもりはありません，と言い出す。よくよく聴くと，困っていることはないが，家族や上司に「一度お医者さんに診てもらったら」と言われたから来たので，

診てもらったからもう十分なのだと言う。結局，初診だけで終わってしまい，説得してようやく連れてきた周りの人々は（そして，おそらく本人も）失望したに違いない。

　最近では，筆者は治療の意思確認のため，治療を受けたいくらい困っているのかどうかを確認するようにしている。たとえ他者の指示によって来院したという患者であっても何らかの困りごとの自覚はあって，医師の助けを必要としていることがほとんどである。しかしそれを発達障害者はうまく表現できない。上述したように，患者の中には「診断だけ付けてもらいたくて来たので困っていることはない」と言う者もいるが，困っていることや来院の理由などを丁寧に確認することによって，自分が何に困っていて，どのような治療や支援を受けたいと思っているのかを真剣に考え始め，良好な治療関係を結ぶことができるようになったと感じている。

2. 問診のポイント

①受診に至った要因を職場（または学校），家族，パートナーの３領域に分けて聞き取る

　就労経験のある人では，受診するに至るプロセスの原因はすべて会社にあったと言う人が多い。また，学生であれば学校の先生や友人たちにのみ原因があるかのように話す。いずれの場合でも，発症要因を職場（学校）要因，家族要因，パートナー要因の３つに分けて聞き取るようにしている。家族やパートナーについては「ありません」と答える人もいるが，「無理やりでいいので一つ挙げてください」と尋ねると，意外な情報が得られることが多い。曖昧な点を少しずつ確認していくと家族やパートナーとの関係性が明確となり，病状への影響なども徐々に明らかになってくる。パートナーに関しては「いない」と言う場合には，パートナーがいつからいないのか，いないことが現在の状況にどのような影響を与えていると思っているのかを質問する。

②怒りや恨みを確認する

　幼少期には症状がはっきりせず，大人になってから医療機関を受診する成人発達障害者は幼少期から続くいじめや虐待に対して暴力や非行といった形で反応するのではなく，我慢に我慢を重ねて，つらいという感情に蓋をすることによって適応してきた者が多い。そのため，見た目には穏やかで柔らかな口調で話しているような人でも，「人類に対する恨み」とでもいうような強い怒りの感情を抱いていることがしばしば見られる。そこで筆者は発達障害が疑われる患者に対しては幼少期からのいじめや虐待の有無を確認し，あると答えた場合には内容や期間などについても聴き取り，本当につらかったねと伝えるようにしている。同時に「人類は好きですか」と聞くようにしている。かなり大げさなように聞こえるかもしれないが，こう聞くことによって患者の持つ他者に対するイメージがはっきりとしてくる。

　③働いてお金を稼ぎたいという気持ちがあるか：夢を語ってもらう

　過去のつらい体験を確認した後には夢を語ってもらうようにしている。「将来どうなりたいの」「どんな職業に就きたいの」と尋ねる。しかし，過去のつらい体験が多いからなのか，職業の話などをしてもイメージが湧かない人が多い。そのような場合には，小さかった時に好きだったことや持っていた夢などについて語ってもらうと少しは話が弾む。あるいは，「10万円あったら何を買いたいですか，何をしたいですか」「自動車は好きですか」「旅行で行きたい場所はありますか」「異性に関心はありますか」など，質問を変えて興味や関心があることを確認していく。自動車は具体的な車種などを挙げて説明してくれる患者が多い。旅行の質問には好きなアニメなどのいわゆる「聖地巡り」などで小さな地方都市などを答えてくることがある。

　好きなことややりたいことが確認できると，「そのために必要なものは」と尋ねる。答えはもちろんお金であり，お金を得るためには働かなければならないということになるのだが，学校を卒業して一般就労に失敗してし

まったという患者の中には，一般就労以外のさまざまな形態（障害者雇用，A 型 B 型などの福祉的な就労など）があることをそもそも知らない者も多い。支援を受けながらでも働ける環境があるということを知り，就労に向けたリハビリテーションへの意欲も高まる。

　④「自分は変われる」をイメージしてもらう

　前述した通り，過去のつらかった体験について丁寧に聞き取り，労うことが大切である。これまで「できない奴」「変わった人」としか見てもらえなかった成人発達障害者にとって，医療の専門家である精神科医からかけられる一言は大変貴重な物であり，これだけで涙を流し，カタルシスを得て怒り・恨みが軽減する場合も多い。

　発達障害の可能性があること，グループ治療やグループ活動内での行動観察で得られた情報なども加味して慎重に診断を付けて行くこと，練習することで仲間体験の不足を補えることなどを説明する。何よりも，本人が「自分は変われる」「変わりたい」「働けるようになりたい」と思えるようにサポーティブに関わることが重要であろう。

3. その他

　①薬物療法について

　筆者は成人発達障害者に対して薬物療法は行った方がよいという感触を持っている。成人発達障害者が抱える強い怒りや恨みの感情にアリピプラゾールやリスペリドンの少量処方が有効に作用していると考えている。患者が示す「こだわり」の一部は怒り・恨みから生じている物もあり，服薬後にこだわりが軽減する者も多い。ただし，発達障害者は薬物に敏感な者が多いので，慎重に行うことが重要である。

　②非自発的来院者

　発達障害者が外来を受診するのは自ら望んで（あるいは困って）受診しているとは限らない。職場の上司や家族の指示で不本意ながら受診しているというケースもしばしば見られる。当然のことだが自ら望んで受診して

来た患者は治療にも協力的であるが，他者からの指示で来院している患者であれば医師として信頼関係を作ることが優先される。同伴者も同席してもらっての診察では関係性なども注意して観察するとよい。

Ⅲ．外来診療でできる働く成人発達障害者支援（再診時）

　ここでは，近隣のグループ活動への参加があり，ある程度の情報収集ができていることを前提に論を進めたい。

1．行動記録表の記載を毎回確認する
　発達障害の患者に限らずほとんどの患者に行動記録表を書いてもらうことにしている。働くことを目標にしている患者が多いので，行動記録を書く際には覚醒していたとしても横になっている場合にはすべて寝ていた時間として記録を書いてくるように指導している。つまり，眠っているのかどうかが重要なのではなく，24時間から横になっていた時間を引くことによって，一日当たり，その患者が体を起こしていられる時間を割り出すのである。発達障害者は時間管理が苦手な人が多いので，起きていられる時間を明確にすることによって，一日の間にできることの上限があることを理解してもらうのに役立つ。

　初めは多くの患者が「横になっているだけで寝ているわけではない」と記録の取り方に不満を述べるが，「そうであれば，眠るとき以外は横にならないようにしてみましょう」「日中に横になる時間を減らすと夜しっかり眠れるようになりますよ」と指導を続けることで生活リズムが整ってくる。

2．「新しい気づきや発見はありましたか」と聞く；とにかく褒める
　毎回，「自分のことで（つまり，他人のことではなく），新しい気づきや発見はありましたか」と必ず尋ねるようにしている。慣れない内は患者も

何を話してよいのかわからない様子だが，徐々に，対人関係における自分の考え方の癖や苦労のパターンが語られるようになってくる。何らかのグループ活動に参加できるようになると報告は飛躍的に増えるが，その前であっても主治医が意識して聞き取ろうとすることにより患者も意識するようになる。「行動記録を書いてみてどうだった」「お薬を飲んでみてどうだった」「通院するようになってどうだった」と些細なことでもよいので「自分に関する気づき」を語ってもらい，とにかく褒める。「すごい発見だね」「よい気づきがあってよかったね」など，一緒に喜びを共有して褒めてあげる。

3. 新たに経験した苦労への共感・分かち合い

　グループ活動を開始すると楽しいことばかりではないので，うっかりするとすぐに欠席が増えて，いつの間にか自宅に引きこもってしまう。少なくとも本人の自覚的には過去のつらかったいじめや虐待の体験と重なるような出来事が毎日のようにグループの中では起こるので，引きこもりたくなるのも理解できる。

　「負のスパイラル理論」では引きこもるというのは最も頻繁に使われる彼らの必死の適応行動の一つだと捉えられるので，(1) このパターンを繰り返していないか確認して，(2) グループ活動の場とこれまで傷つけられてきた集団とは別のものであり，専門家もその場にいること，(3) 過去には相談もできなかったかもしれないが，現在は少なくも相談できる相手として主治医やグループ活動の担当者がいること等を説明し，(4) 悪循環を断ち切るためにパターンの変更に挑戦できるよう励ます。このように，集団療法やグループ活動の場で起こった出来事と過去のつらかった出来事を結びつけて考えられるようになると変化は促進される。語られている過去は変えられないが，現在進行中のグループ活動は変えられるからである。

4. 苦しくならないための工夫を一緒に考える

　グループ活動で感じたさまざまな不平不満を患者は診察室に持ち込んでくる。ただ傾聴するのでは変化は期待できないし，ましてや，「その相手の人の方が悪いよ」と伝えては不適応行動を固定化させかねない。どちらが正しいかといった議論は避けて，その出来事によって自身も苦しかったり，怒りなどの不愉快な感情を体験したりしたのだということを共有し，苦しくならないための工夫を一緒に考えるのがよい。

5. 多様なロールを育てる

　サイコドラマでは多様なロール（「役割」と訳されるが「○○な感情を持った自分」というものもロールとして捉えるので，感情状態を含む人間の有り様をロールと呼んでいる）を自由に取ったり手放したりできるほど健康と考えるのだが，MCP の中で観察された成人発達障害者の特徴の一つに「ロールの単極化」が挙げられる。グループ活動で何か役割が与えられると熱心にこなすのだが，役割にこだわりすぎて，柔軟な対応ができず，トラブルを起こしてしまう，などはロールの単極化で説明ができる。筆者は，グループ活動は練習の場であることを伝えて，さまざまなロール，自分が今まで取ったことのないロール，これまでと正反対のロールを取ってみるように励ます。ロールには感情を含むと説明したが，これまでヘラヘラと笑ってごまかしてばかりで怒ったことがない人であれば怒ってみたり，いつも怒ってばかりでトラブルになっていた人であれば冷静に事実だけを伝える研究者のようなロールを取ってみてもよい。

6. 感情表現の奨励

　成人発達障害者が怒りなどの感情に蓋をする名人であることによって社会人になるまで大きなトラブルを起こさずに過ごしてこられたわけだが，その結果，情緒的な交流も減り，人間関係の形成にもマイナスになる。また，怒りを常に抱えているため些細なことで不機嫌になったり回避的に

なったりということにもなりかねない。そこで，筆者はグループ活動の場で感じた怒りの処理の仕方について次のように説明している。

(1) まず怒ってみる。これまで感情に蓋をしてきていたので，とりあえず，怒ってみましょう。うまく行かなくてトラブルになるかもしれないが，グループは練習の場なので，後から謝ればよい。主治医の指示でやってみたと言えば許してもらえるだろう。怒り方のコツも教えてもらえるかもしれないし，一緒になって怒ってくれる人もいるかもしれない。まず怒ってみましょう。

(2) 怒ることがだんだんできるようになったら，次に上手に怒る練習をしましょう。感情にまかせて怒鳴ったりするのではなく，自分がどんな風に困ったり，戸惑ったりしたのか，自分の気持ちも伝えるようにすると相手にも理解されやすいですよ。SST などで練習してもよいですね。上手に怒れるようになると，感情を貯めることもなくなるので，心も軽くなりますよ。

(3) 怒りの処理の仕方の最終段階は，怒っても無駄な人には怒らずに安全な場所に持って帰ってきて，信頼できる仲間に愚痴ることです。愚痴や悪口は人生のスパイスみたいなもので大歓迎です。ただし，もし誰にでも言ってしまうのであれば迷惑なだけなので，聞いてもらえる仲間を見極めるのは重要です。安全な場所で安心できる人にだけ，こっそり聞いてもらいましょう。

7. 患者さんたちがより生きやすくなるために必要な工夫

①支援も大事だが症状の改善こそが重要

　就労を目指す患者の場合，環境調整などの支援も重要だが，睡眠時間を十分に取り，生活リズムを整えて，アルコールやゲームは控え目にするなど最低限の努力は必要である。そうすることによって，少なくとも二次障害として現れていた症状は改善が期待できる。薬物療法と組み合わせて，外来診療でできることはいろいろある。

②恨みの解消なしに練習（ロールプレイなど）だけしても身につかない

　成人発達障害者の支援にSSTなどロールプレイを用いた支援が多用されているようだが，負のスパイラルを形成している強い怒りや恨みなどの感情へのアプローチなしにロールプレイだけ行うことには効果の面で限界があるように思われる。過去のつらかった場面を安全に取り扱うのにはサイコドラマが適切と思われるが，実施可能な技術者が少ないため，当院で行っている「映画トレーニング」や「花を咲かせる技法」などの実施に際して難易度の低いプログラム[1]を検討してみるとよい。

③手帳や年金の診断書を安易に書かない

　成人発達障害専門外来を始めてから年金や障害者手帳などの更新や新規申請のために診断書を書いて欲しい，といって受診してくる患者が増えた。筆者は，状態がわからなければ書類は書きようがないので，基本的にはデイケアに参加してもらうようにして，行動観察による情報収集をしてから書かせていただきますと伝えている。中には締め切りがあるのでと怒り出す人もいるが，わからないまま診断書を書くことはできないので，そうお伝えするしかない。

　年金受給中の患者の中には，どうしてこの人に年金が支給されているのか，と首を傾げたくなるようなケースも多い。聞くと前医では数回の診察で「発達障害は治らないから」と年金の申請を医師の方から勧められて申請に至っているケースもあった。そのような患者達にも上記のような説明をし，デイケアに参加してもらって診断書の作成をするわけだが，参加することで自己の特性に気づいたり，対人関係の改善を体験したりして，診断書作成後も参加を続けて就職し，年金受給を止めることができた患者がいた。同じような患者が現在も複数名デイケア参加を続けていて，安定的な就労を目指している。

　手帳や年金の診断書を求められたときは治療に参加してもらう大きなチャンスだと最近は考えるようにしている。デイケアなどがない医療機関であっても近隣のグループ活動を提供している施設を把握しておいて，参

加を促してはどうだろうか。

Ⅳ. おわりに：成人発達障害とは何か

　まとめの代わりに，私が考える成人発達障害観について書かせていただきたい。

・発達できない障害なのではなく，発達がゆっくり進む障害。十分な時間を与えてあげることにより発達・成長は続く。
・指示が入っていかない，言うことを聞かない障害なのではなく，人類に対する恨みが大き過ぎて人を信用できないから話も聞きたくないのだ。癒しや仲間同士の支え合いを経験し，人を信頼するということを知る必要がある。
・感情の変化が乏しい障害なのではなくて，感情に蓋をすることで身を守ってきたからこそ大人になるまで問題が顕在化しなかったのだ。サイコドラマなどでカタルシスを得たり，怒りを解放してあげることで，豊かな感情が取り戻せる。
・コミュニケーションが取れない障害なのではなくてコミュニケーションの練習不足が障害の一因。グループ体験や SST などで練習不足を補うことで改善が期待できる。

文献

1) 岡崎亮，大濱伸昭，横山太範：医療機関における成人自閉スペクトラム症者の就労支援. 産業精神保健, 27, 2019. 印刷中
2) 横山真和，横山太範：発達障害のリワーク. 精神科治療学, 32；1631-1636, 2017.
3) 横山太範：医療リワークプログラム内で行う成人発達障害者支援 — Mutual Communication Program とサイコドラマ. 精神神経学雑誌, 117；212-220, 2015.

4) 横山太範：成人発達障害と人間関係形成. 吉川 晴美, 松井 知子：人間関係の理解と心理臨床. 慶應義塾大学出版会, 東京, p.165-198, 2017.

第17章

自閉スペクトラム症成人患者の
外来精神療法

吉川 徹　愛知県医療療育総合センター中央病院

I．はじめに

　成人期の自閉スペクトラム症患者の外来診療においては，その併存症の治療が主題となることが多い。あるいは日々の大小さまざまなトラブルへの対症療法的な対処に終始してしまうこともある。もちろんその必要性は極めて高いのだが，やはりどこかで自閉スペクトラム症のある人の暮らしを困難にしている中核的な問題に切り込んでいかない限り，症状や困りごととのいたちごっこが続いてしまうことにもなる。これを短い再来診療の時間の中で行っていくことは容易ではないが，これまでなんとかそこに近づいていけるアプローチはないかと試行錯誤してきたつもりである。

　筆者は児童精神科を主な診療領域としているが，児童期からフォローしている一部の患者と青年期，成人期に初診した患者の継続診療を行っている。初診は90分と長めの時間を取っているが，再診は原則10分間という本書の想定に近い設定で行っている。青年期，成人期の事例では初診では診断・告知にまで至らないことも多く，初診の後に告知と説明のための30分程度の長めの再診を行うこともある。初診に比較的潤沢に時間を使

えるのが，児童精神科医のアドバンテージであるとも言えるが，初診にかけた時間はその後の診療に確実に役立ち，結果として再診の質の向上にもつながるのではないかという実感があり，ここを短縮することは難しいと考えている。

　本稿では自閉スペクトラム症のある成人の暮らしをいくらかでも支える助けとなることを目標として，主に青年期以降に初めて診断が必要となった事例を念頭に置きながら，初診，再診それぞれの留意点や工夫について，筆者の臨床経験に基づき論じてみたい。

II．初診

1．社会的動機の弱さと興味・関心の強さ

　自閉スペクトラム症が疑われる事例の初診においては，その診断を確定するためだけにでも多くの情報が必要となる。本人の記憶に残っている限りの生育歴の聴き取りと，現在のいくつかの困難のエピソードに関する詳細な聴取，協力が得られる場合には養育者からの聴取と利用できる過去の記録の精査など，診断確定のために入手すべき情報は多い。しかしその後の精神療法に必要な情報は，必ずしも診断のために必要な情報とは一致しない。筆者は，このときに聴き取っておく，あるいは診察室内外での行動の中から多少なりとも見てとっておけるとよいのは，その患者が持っている動機づけや価値の構造であると考えている。

　自閉スペクトラム症の病態として，近年注目されつつあるのが，社会的動機づけ仮説（social motivation theory）である[1]。この仮説では多数派の人々では日々の生活のさまざまな場面で強力に機能している社会的動機づけが，自閉スペクトラム症のある人では同じようには機能していないと考えられている。社会的な志向性や社会的報酬への反応，社会的関係の維持などの多くの側面で多数派との差異を認め，これらが行動の差異につながっているとされ，アイコンタクトや共有行動の少なさ，自分の評価を保

つための（半ば無意識的な）行動の少なさなど，その顕れ方は多岐に渡る。

　従来は社会的認知の障害，つまりは言語認知であったり，感情認知であったり，心の理論の獲得障害であったりということが，自閉スペクトラム症の基本的病態と考えられたりもしていたが，社会的動機における差異にも注目が集まりこの仮説を支持する根拠も多く挙げられるようになっている。自閉スペクトラム症の人に見られる対人関係のパターンを，孤立型，受動型，積極奇異型などのサブグループに分けてみる捉え方も，この社会的動機への視点に基づいていると言えよう。

　またもう一方で，自閉スペクトラム症のある人はその興味や関心の対象が広がりにくく，周囲のものごとに万遍なく傍目からみてバランスのよい興味を示すということは起こりにくい。そしてその比較的狭い興味や関心の対象からは，極めて強烈な動機づけを受けていることがある。好きなものを時間も忘れて眺めていたり，特定の趣味の領域への著しい没頭がみられたりすることは珍しくない。

　このように行動の動機づけについて，多数派の人達との間に違いが見られることが，自閉スペクトラム症の特性の一つであり，外来での精神療法においては重要な理解や介入のポイントとなる。しかし自閉スペクトラム症の患者が全員同じ価値の体系を持っているわけではもちろんない。それぞれの患者に見られる人や物に対する関わり方や態度から，それを評価していく姿勢を持ち続けることが求められる。

2．リスクの高い代償方法

　このような動機づけに関する差異を生い立ちの側面から見ていくと，自閉スペクトラム症のある人達は「大人がやって欲しい」ことになかなか興味や関心を示さず，社会的動機に訴えるやり方，つまり「お母さんがやって欲しいと思っているから」「お父さんの真似をしたいから」「クラスのみんながやっているから」などを動機とするだけでは，さまざまな課題にな

かなか取り組んでくれない子どもだった，ということになる。これは身辺自立動作の獲得や偏食の解消，教科学習や習い事の練習などあらゆる領域に現れる。興味・関心の幅，活動の幅がいつの間にか広がっていくということが少ない子どもに，周囲の大人達は困ってしまうのだ。その一方で，自らの好む活動には大人が心配になるほどの没頭ぶりを見せたりしていたかもしれない。

　養育者や教師をはじめとする周囲の大人達は，こうした社会的動機に対する反応の弱さ，また興味の対象からくる強烈な動機に対抗するために，しばしばかなり危険な方法をとってきていることがある。しかもそれは多くの場合，「お前の将来のために」という善意に立脚して行われている。

　その方法の一つが罰を動機づけに用いた養育，教育である。これによる「後遺症」が成人期にもたらす困難は大きい。人生に必要なさまざまな活動が嫌いになってしまったり，自己効力感を大きく損なってしまったりすることもある。その背景には自閉スペクトラム症のある人達にしばしば見られる優れた記憶力，逆に言えば忘れる機能の弱さがあることも，考慮に入れておく必要がある。時にはこれはトラウマ的な記憶となって，侵入的に想起されることすらある。このような罰を用いた躾や教育がもつリスクについては，専門家や行政機関などからさまざまな形で警鐘が鳴らされているが，特に自閉スペクトラム症のある子どもの場合には，こうした経験を多く重ねていることも未だに多い。

　そしてもう一つは「やりたい」を目指す代わりに「やるべき」を多用する養育である。これは言葉を字義通り受け止め，相対化することが難しい自閉スペクトラム症の子どもには，ある意味で効果的な養育法である。このようなさまざまな「べき」が内面化されて成人になっても強く維持されており，そのこと自体が困難を大きくしている人が少なくないように感じる。

　多数派の子どもは，大人達の，例えば「誰とでも仲良くすべき」「人と同じであるべき」「人は働くべき」「人は自立すべき」のような言葉を適度

に相対化しながら，都合良く用いることができる場合も多い。しかし自閉スペクトラム症の子どもや成人では，こうした相対化を上手く用いられないためか，定言命法的な絶対的な命題としてそれが内面化されていることがある。筆者はこれを「理念への傾倒」と呼んでいるが，これに縛られて，自分で自分の命令に従って暮らしているような成人期を迎えているように見えてしまう大人に会うことがある。これについて本田は「成長するにつれて一部の AS（Autism Spectrum：自閉スペクトラム）の人たちは『社会に適応しなければならない』というこだわりを持つようにもなる」と述べている[2]が，特に成人期に八方塞がりになっているようにみえる難しい事例の中に，このような理念を持っている人は少なくないように思う。

　しかも行動がルーティン化しやすい自閉スペクトラム症の子どもでは，これは「やりたいわけではないけど，やり続けている」という状況に結びつきやすい。「学校は好きではないけど，行くものだと思っているから通っています」という言葉を診察室で耳にすることは残念ながら多い。

　自閉スペクトラム症の人にとっての理念やルーティンについて考えるときに「マラソン」という韓国の書籍，映画は大いに参考になる。また本作は日本でもドラマ化されている。知的障害を伴う自閉症である主人公のチョウォンは長距離走がとても速い。「チョウォンの脚は？」「100万ドルの脚」というやりとりを繰り返しながら練習を重ねていく。そしてある日，母はチョウォンが本当に走ることが好きなのかどうか，わからなくなるのだ。ここに自閉スペクトラム症の支援に携わる人達が，いつかぶつかる大きな壁がある。自閉スペクトラム症を扱った映画は多いが，本作はこのテーマを正面から扱った優れた映画であると思う。関心のある方にはぜひ視聴をお勧めしたい。

3. 初診であたりをつけておくこと

　実際の臨床においても，初診時点，あるいはその後数回の初期のアセス

メントで収集する生育歴上，あるいは最近の困りごとの中に，これまで述べてきたような社会的動機への反応の差異，あるいは特定の領域への強い動機を推測させるエピソードが聴き取れていると，その後のソーシャルワークにおいても，精神療法においても，彼らの好む暮らし方，似合う暮らし方について考えやすくなる

　そして可能であれば，診断告知においても，この多数派の人達との動機の構造の違いがあるのではないかと医師が考えていることを伝え，聴取したエピソードの中でそれを確認しておけるとよい。またこれまでの人生の中で，多数派の人達との動機の違い，違和感などを感じたことがなかったかどうかを尋ねてみるのもよい。このときに何よりも大切なことは多数派の持っている動機の構造，価値の体系を正しいもの，倫理的によいものであると治療者が考えているという誤解を患者に与えないことである。

　その上で本人が望む暮らし方は必ずしも多数派の人達が好む暮らし方とは一致しないかもしれないこと，あるいは本人に似合う暮らし方は多数派の人達のそれとは違うかもしれないことの可能性を共有しておけるとよいかもしれない。

　時には患者自身が多数派の価値体系を正しいものであると信じている，信じなければならないと考えていることもある。その場合には穏やかにそれについての違和感や多様な価値体系の可能性を表しておくのがよいように思う。

　また初診やその後の早い時点で，日常的な困りごとについて相談できる場所や支援者を持っているのかどうかを確認しておくことも重要である。相談先としては就労支援関係の機関や職場内の支援者，通所先の福祉施設の職員などが考えられる。相談支援専門員が対応できることもある。その他，家族が相談に乗ってくれたり，友人やピアサポーター，その他の社会資源とのつながりが得られていたりすることもある。外来診療の中でこうした相談に対応することも，もちろん可能であり必要でもあるが，医療者が本人と接している時間は概して短く，日常的で具体的な問題解決に関し

ては身近にいる支援者にアドバンテージがあることも多い。そのような相談先がまだ見つかっていない場合，まずはそのためのソーシャルワークが初期の面接の課題となることもある。

Ⅲ．再診

1．疲労に焦点をあてる

　自閉スペクトラム症患者の再来診療では，職場や家庭でのさまざまな課題が「できた」とか「できなかった」ということが話題になりがちである。新しい業務の依頼や部屋の片付けなど，さまざまな課題が顕れてくる。その中で意外に忘れられがちなのは彼らが感じている，あるいは感じることに失敗している疲労の評価である。自閉スペクトラム症の人は，身体的な感覚の感じにくさのためもあってか，自分の身体からの疲労のメッセージに気づきにくいことがある。再診の場面において，何かの課題に取り組んだときの疲れ具合に焦点を当てて聴き取っていくことで，自らの疲労を評価することに意識を向けていくことがしばしば必要となる。また疲労を疲労として自覚しにくい場合には，自らの疲労のサインを一緒に探していくことが必要になるかもしれない。そしてそれぞれの課題についても「できる」か「できない」かだけではなく，「できるけどひどく疲れる」などの自己評価が言語化できるようになると，大きく調子を崩したりトラブルを抱えることを減らすことにもつながる。

　さらには疲労の回復の方法についても，積極的に話題にしていくのがよい。自閉スペクトラム症患者にとっての，質のよい，効率のよい休息の取り方は人によってさまざまである。一人でいる方がよいのか，周囲に人がいてもよいのか。眺めるのがよいのか，聴くのがよいのか，触れるのがよいのか，いっそ身体を動かすのがよいのかなど，それぞれに似合った方法がある。それまでの暮らしの中でその方法をある程度確立している人もいるし，よい方法が見つかっていない人もいる。中には休息をとることをよ

くないことだと見なしている場合もある。またそれぞれの人に似合う休息の取り方は，メルトダウン（いわゆるパニック，かんしゃく）からの立ち直り方とも似通っていることも多い。休む方法，混乱から抜け出すための方法について早めに言語化して共有しておくこと，またそれまでの経験を参考によい方法を開発していくことで，状況の悪化をある程度防止することができるように思われる。

　また生活全体の中で，余暇の時間，特に趣味の活動に使う時間への配分を充分に確保しておくことも重要である。人生の質を考えるときに，自閉スペクトラム症の人の興味・関心の対象からもたらされる大きなやりがいや喜びを有効に活用しないのは，甚だもったいないやり方であると言えよう。逆に充実した趣味の時間を持てないままに，人生の質を高めていくことは，彼らにとってかなり難しいことであるようにも見える。また余暇活動を悪いこと，すべきでないことであると考えている方に出会うこともある。この場合，その肯定的側面を確認できるように面接を進めるとよいかもしれない。

　このように短期的な疲労の回復と，長期的な生活の質の維持の観点から，休息や余暇活動を勧めることは，多数派の人達の診療においてももちろん重要なことであるが，自閉スペクトラム症を持つ人にとっては，そのさまざまな特性から，よりその重要性は高いように思われる。

2. 社会参加の動機づけ

　さらに趣味を持つことは自閉スペクトラム症のある人達にとって，社会参加への重要な動機づけとなる場合がある。趣味の活動を充実させるためにお金を稼ぐということを通じて，就労動機を獲得，維持できる場合も少なくない。筆者は就労を通じて稼いだお金の使い方についても話題にすることが多いが，趣味への投資ができている事例では長期の就労継続が得られやすい印象はある。これには就労動機の維持と生活の質や余裕の維持の両方の側面があるのだと考えられるが，給与の使い途について面接で扱う

こと，趣味へのほどほどの投資を肯定的に扱うことで，就労動機が明確になりよい効果をもたらすことがあるように思う。また趣味の活動を通じて，サークルへの参加や SNS などを通じた対人交流への参加が動機づけられている事例もある。自閉スペクトラム症の当事者活動を活発に行っている片岡聡氏が，講演の中で「同じ趣味を持つ人のグループは ASD 者にとって本質的に治療的である」と話していたが，これは極めて納得できる。

　児童精神科医の立場からは，このためにも長く続けられる趣味の活動を子ども時代から育てておくことの重要性に気づかされる。できればそこに同好の士がいて市場があるような趣味を大切に育てていくことが，成人期の質の高い生活につながっているようにも見える。筆者の外来で出会った，日本全国の地下鉄に乗って制覇することを目標に，残業もこなしながら障害者就労を継続している自閉スペクトラム症の青年の姿は強く印象に残っている。そしてたとえ既に大人になっていたとしても，趣味を開発しつづけていく試みを積極的に応援すべきなのだろうと思う。

3.　「よい暮らし」から「好きな暮らし」へ

　自閉スペクトラム症のある青年や成人の診療を行っていて，筆者が最も苦心するのは，強い「理念への傾倒」を持っている事例である。「仕事は完璧であるべき」「他の人と同じであるべき」「休みは取るべきではない」「仕事にはやりがいがあるべき」「人間は自分の食い扶持を稼ぐべき」「福祉サービスは利用すべきでない」などなど，それを強く持つことで生活をより困難にする理念は多い。これはアクセプタンス＆コミットメント・セラピー（Acceptance and Commitment Therapy：以下，ACT）でいうところのルールへの認知的フュージョンと同義であるのだろう。この理念への傾倒はおそらく自閉スペクトラム症のある人では多数派の人達に比べてより強く働く。このために暮らしに変化をもたらすことが難しくなって状況が固定化したり，なかなか上手くいかない再挑戦が繰り返されたりし

がちである。彼らが内面化しているさまざまな「べき」が行動の選択肢を極端に狭めてしまうのである。

　どこかに「あるべき暮らし」「よい暮らし」があってそれに近づくべきであるという理念を強く抱えこんだままで，状況を改善することは難しい。その悪循環から抜け出すためには，そこにあるのは「好きな暮らし」や「似合う暮らし」であって，それを目指すことは倫理的な悪ではないのだということを受け容れてもらうことができるとよい。ACTの用語でいえば，そこに創造的絶望，つまりはこれまでの問題解決のための本人なりの取り組みが，実は問題の一部でもあったと気づく体験があるということになるのだろう。それまで目標としていた「あるべき暮らし」を断念してその痛みを回避することなく受け容れること，その上でそれまでの目標とは違う新しい目標に向けて具体的に行動を始めることができると，生活の状況は改善に向かうことが多い。

　もちろんそれはそれほど簡単なことではないのだが，短い再診の間であっても，より自由な暮らしに向けてできることはあるのではないかと考えている。この理念への傾倒に対して正面から時間をかけて取り組むのであれば，本格的なACTの導入はよい選択であるのかもしれない。しかし10分間程度の再診の中でそれを進めていくのはなかなか困難であるようにも思われる。こうした場合に筆者が意識して試みるようにしているのは動機づけ面接 [4) の技法である。動機づけ面接はもともとアルコール依存症に対する支援技法として開発された技法であるが，現在ではさまざまな精神疾患や状況に対応できる面接技法であると考えられるようになってきている。動機づけ面接は，変化に対する動機づけとそれを具体的な行動の計画につなげていくことを目標としている。「開かれた質問」「是認」「聞き返す」「サマライズ」「情報提供と助言」を中核的な技法とし，来談者中心療法的な要素にいくらかの指示的な要素を加えた面接法であるとされる。比較的短い診療時間であってもこうした技法を意識しながら行うことで，折りに触れて具体的な行動の変化につながる動機づけを意識しなが

ら，面接を進めていくことができるのかもしれない。

Ⅳ．ライフスタイルを支持する精神療法

　外来での精神療法を重ねる中で面接者の主な関心が仕事や生活の「疲労」と「やりがい」にあることに，少しずつ気づいてもらうことができると，生活の支援は進めやすくなる。そしていくつかの行動の変化を通じて，自分の「好きな暮らし」「似合う暮らし」に近づいてきているという実感が持てるようになると，医療による支援を減らしていくこともできるかもしれない。

　成人期の外来診療では就労が大きなテーマとなることが多い。このとき本人や周囲の大人達が就労それ自体を目標にしていると，事態はよりこじれやすい。少なくとも治療者は，就労はあくまでも手段であり，目的にはなりづらいということを知っておけるとよい。就労が目的にならないならば，何が目的になるのか。それはおそらく充実した人生となるのだろう。就労を通じて，多くは獲得される賃金を通じて，ひょっとすると趣味の生活の充実を通じて，人生の質の向上を求めることは悪くない。仕事そのものにやりがいを感じることができれば，それはとても幸運なことだが，現代日本の労働環境の中では必ずしもそうなるわけではない。

　就労を目的とする場合と就労継続を目的とする場合では，その動機を支える方法は変わってくる。不安や焦燥を主な動機とした性急な就労は，かえって本人の状態を悪化させることがある。「疲労」と「やりがい」の両方の側面から，持続可能な暮らし方を探っていくことは，手堅い面接の進め方であろう。

　自立もやはりそれ自体は目的にはなりがたいという点では，就労とよく似ている。そして自立も常に手段であるとして考えておくのが無難であるように思う。では目的となるのは何なのか。これは自由な生活ということになるのだろう。自由に暮らしたいから面倒だけど自立する，というのは

悪くない目標の設定だ。このためには子ども時代から，多くの選択の機会を持ち，自由の価値を充分に知っておくことがその支えとなる。「自分で決めたい」から面倒だけど「自分でやりたい」という姿勢は彼らの自立の基礎となる。自閉スペクトラム症の子どもの早期のコミュニケーション支援において，要求のコミュニケーションスキルの獲得から拒否のコミュニケーション，さらには選択と交渉のコミュニケーションスキルに発展させていくのは，手堅い道筋である。こうした支援の中で，大人の時間と気力，体力，経済力などが許す範囲で，選択する機会を多く用意することが，自立への意思を育てることにつながると考えておきたい。

　また世間がそれほど怖くないと知っていること，援助を求めればそれなりに助けが得られるという信頼感が持てることもまた，自立に向けて背中を押してくれる。脳性麻痺のある小児科医である熊谷晋一郎[3]は，自立とは依存先を増やすことであると述べているが，まさしくその通りであるのだろう。元来コミュニケーションに困難があり援助希求が苦手な自閉スペクトラム症のある人達が，頼ることのできる依存先を増やしていくための支援は，可能であれば児童期から始めていけるとよい。依存する方法を知っていること，依存することに罪悪感を持たないことは，結果として自立の支えとなるのだろう。

　成人期の自閉スペクトラム症の診療は，どうしてもその併存症の診療に時間を取られてしまいがちになる。それは確かに切迫性もあり重要な支援であるのだが，その中でも自閉スペクトラム症の特性自体に起因する生活の質の保ちにくさを少しでも取り扱っていけるとよいのではないかと考えている。彼らに似合うライフスタイルを共に探していくこと，また好みを追求してもよいのだと納得できるように支えていくことが，外来精神療法の大きな目標となるのではないだろうか。

　最後に例え成人であったとしても，親や親族など身近な人達へのアプローチが必要になることもある。それぞれの患者が置かれている状況によってその力点は変わってくるが，就労や自立に向けての圧力の緩和が

テーマとなることも多い。このような場合，筆者は斎藤環とファイナン
シャルプランナーである畠中雅子の共著である『引きこもりのライフプラ
ン』[5]というブックレットを紹介することが多い。こうした知識の伝達を
通じて，案外なんとかなる方法もあるのだということが伝わると，家族の
不安や焦燥がコントロールしやすくなり，逆説的ではあるが，就労や社会
参加といった経過につながることもある。また依存症の家族を対象とした
治療プログラムである CRAFT（Community Reinforcement and Family
Training：クラフト：コミュニティ強化と家族訓練）を日本の引きこもり
に応用する試み[6]もなされており，その要素は自閉スペクトラム症の外
来診療，家族支援の中でも活用することができると考えられる。

文献

1) Chevallier, C., Kohls, G., Troiani, V., et al.：The social motivation theory of
autism. Trends in Cognitive Sciences, 16(4)；231-239, 2012.
2) 本田秀夫：選好性（preference）の観点から見た自閉スペクトラム症の特性お
よび生活の障害. 鈴木國文, 内海健, 清水光恵編：発達障害の精神病理Ⅰ. 星和
書店, 東京, p.97-114, 2018.
3) 熊谷晋一郎：当事者の立場から考える自立とは（特集 相模原事件が私たちに
問うもの）. 精神医療, 86；80-85, 2017.
4) Miller, W.R., Rollnick, S.：Motivational Interviewing. The Guilford
PressNewYork, NewYork, 2013.（原井宏明監訳：動機づけ面接 第 3 版. 星和
書店, 東京, 2019.
5) 斎藤環, 畠中雅子：ひきこもりのライフプラン ―「親亡き後」をどうするか.
岩波書店, 東京, 2012.
6) 境泉洋, 野中俊介：CRAFT ひきこもりの家族支援ワークブック ― 若者がや
る気になるために家族ができること. 金剛出版, 東京, 2013.

第18章

神経発達の生活臨床と外来面接

米田 衆介　明神下診療所

Ⅰ．はじめに

　本稿では，普通の精神科臨床に従事する一般の精神科医を念頭に置いて，治療教育的・生活療法的な個人面接のやり方を取り入れていく方法についてご紹介したい。

　筆者が日常行っている外来診療は，主に宮内勝の東大デイ・ホスピタルでの生活臨床[5]と，精神神経科小児部での太田昌孝の認知発達治療[6]を基礎として，都立松沢病院社会復帰病棟で学んだ精神科リハビリテーションの経験によって自然と形作られたもので，必ずしも明確なエビデンスのあるものではない。このやり方を便宜的に「神経発達の生活臨床」と呼ぶこととする。この技術は，部分的には従来の統合失調症に対する生活臨床と共通しているが，異なっている点もある。ここでは，技術そのものを教科書的に体系的に説明するよりも，具体的なやり方を通じて直感的な把握ができるように試みたいと思う。

　なお，本書のテーマである発達障害という概念についてだが，胎生期から発達期の終わりまでに，脳に何らかの障害が起こって，そのことによっ

て日常生活に支障を来す程度の問題が起こるならば，それはすべて発達障害と呼んでよい。したがって，発達障害は非常に広い概念である。発達障害に関する科学としての精神医学を考える場合には，このような多様性をよく知っておく必要がある。

　また実地臨床的に考える場合にも，このように発達障害としてまとめられているさまざまな病態には著しい多様性があるために，発達障害の種類や程度によって面接の技術が違ってくることに注意が必要である。本稿では，発達障害の中でも知的に遅れのない自閉スペクトラム症（以下 ASDと表記する）に対象を限定することにしたい。紙面の都合もあり，それ以外のタイプの発達障害については残念ながら割愛する。

Ⅱ．情報処理障害と社会的能力

　ASD とは何かについては，既に本書の他の章で触れられている通りである。ウタ・フリスは，神経心理学の立場から，自閉症においてなぜ対人コミュニケーションの問題が存在するのかを説明する5つの仮説を挙げている。心を読むこと（マインドブラインドネス），社会的であろうとする動因（共同注意），脳のミラーシステム（模倣），弱い求心性統合，遂行機能障害の5つである。そして，そのすべてに共通するメカニズムとして「トップダウン処理とボトムアップ処理の不釣り合い」の問題が指摘されている[9]。大雑把にいえば，ボトムアップ処理とは，積み木を積んでいくように，眼の前にある断片的な要素から出発して逐次組み上げていくことによる情報処理の仕方である。このような積み上げ式の学習や問題解決は，ASD であってもよくできることが多い。これに対して，トップダウン処理とは，最初に全体の目的から出発して，そのために必要な要素だけを拾い集めて意味のあるまとまりとして構成していくような認知スタイルを示している。もちろん，ASD 者も，それ以外の人も，実際的な生活を行う場面では両方の情報処理を活用しているのだが，ASD では，ボトム

アップ処理を優先しやすく，トップダウン処理に切り替えることに困難があると考えられる。

1. 情報処理障害から生活能力の障害へ

このような認知神経心理学的な情報処理レベルでの障害から，現実の社会生活に必要となるさまざまな社会的能力に不都合が生じてくる。臨床的な意味では，ASD において，人間が社会的存在であることの本質にかかわるいくつかの重要な社会的能力の獲得において，これを妨げるような情報処理レベルの障害が存在していることを知る必要がある。

そうしたいくつかの社会的能力の中でも特に重要な二つの能力を取り上げるならば，一つは「わたしたちの中の一人として自分を理解する」能力であり，もう一つには「不確定な未来から逆算して現在の行動を調整する」能力を挙げることができる。前者のために他者から共感されないということが起こるし，後者のために現実的な日常生活を処理することが円滑にならず，生産活動のサイクルに入っていくことにも困難が生じる。

この二つの能力を，人間が社会的人間であることの本質にかかわる能力であるというのは，前者について言えば，人類が進化の過程で集団を形成し，利他的行動を発展させて協働行動の仕組みを成立させていったことが，現在あるような人間社会が成り立つための前提となったと考えられるためである [3]。そして，後者については，このような協働行動によって複雑なプランを実施する必要性を背景として，人間は入れ子構造を持つシナリオの構築能力を手に入れ，未来の時間を表象し操作する能力を手に入れたと考えられるためである [8]。

2. 社会的存在であることの困難という苦境

これらの能力によって，人間は社会集団を形成し，維持することができるし，また，こうした能力によって，人間は目先の利害対立を離れて，未来の共通の利益のために柔軟に協調することができる。それゆえに，これ

らの能力を欠くということは ASD の人々にとって社会生活を送るうえで極めて不利な条件となる。例えば，わたしたちの中の一人として自分を考えることができなければ，悪意がなくとも利己的と他者から見られる振る舞いをしがちになってしまう。そうなると集団はフリーライダーを罰しようとする傾向を自然に持っているので，どうしても仲間外れになってしまう [7]。また，入れ子構造を持つ複雑なシナリオを構成できなければ，判断・行動が一面的になってしまうので，さまざまな矛盾をはらんだ集団の力動に合わせて適応するという，社会的には当然に要求される生活実践が不可能になってしまう。

　このような正常知能の ASD における深刻な認知と社会性の病理に対して，どのような治療的関与が可能なのか，わたしたちはまだ充分には理解していないと思う。集団として協働することの困難，未来を表象することで現在をコントロールすることの困難という深刻な問題を，どの程度まで克服し代償することができるのか，わたしたちは充分な知見を持っていない。しかし，現時点でも明確に言えることが何かあるとしたら，ASD の問題は神経心理学的な欠損の問題であって，個性や単なるバリエーションではないということだ。また，その一方で，これらの特性が障害にとって本質的なものであるならば，単なる「訓練」とか「指導」「努力」という発想だけでは得られるものはごく少ないだろうということも認識する必要がある。それでは，外来における 10 分程度の面接で何ができるのだろうか。

Ⅲ．神経発達の生活臨床

　神経発達の生活臨床の目標は，患者のいまの現実生活を出発点として，その生活を少しでもよくすることにある。このために，まず生活実態をよく観察することが必要になる。

　前節で，ASD では，「わたしたちの中の一人」として集団の中で振る舞

うことに困難があると述べた。このことは，生活の観察から得られた所見である。このように，神経発達の生活臨床は，内界で起きていることを推測しようとするよりも，目に見える生活を詳しく観察しようとする態度で行う。

1. 対話的に生活を観察する

　生活を観察するというのは，言葉で言うと簡単なようだが，実際にはなかなか難しいことである。これを診察室での個人面接で行う限りは，会話の場面での反応という手掛かりと，本人の談話を通じて明らかになる生活上のさまざまな事実という手掛かりを用いる他ない。しかし，ASD の人たちの場合，会話の中での反応をこちらが読み取りにくいところがある。また，生活の中での事実を報告させても，何も言えないか，偶然目についた断片的な情報を語るだけであって，場面を解釈するうえで大事なことを見落としていることが多い。

　そこで，どうするかというと，本人が問題を解決しようとする動機づけに沿って，対話的に生活の中の事実を再構成していく。最初に，被面接者が解決したいと思っている課題を取り上げる。例えば，被面接者が「怒りをコントロールするにはどうしたらよいでしょう」とか，「自分はすぐ人と比べてしまうけどどうしたらよいでしょう」などと相談してきたら，そこを入り口にする。どのような状況で，誰が何をして，それに対して自分がどう考えたのか，そのときにどのような行動を取ったのか，そういうことを一つ一つ具体的に明らかにしていく。

　多くの精神療法的な技法では，このときに感情や感じ方に焦点を当てるようだが，生活臨床ではそういうことはしない。あくまで，生活の中での事実だけに焦点を当てる。基本的には，善悪についても判断を保留する。事実に基づいて問題を解決するにはどうしたらいいのか，ということだけに集中するのだ。

　そして，このように生活の中の事実を確認していく作業そのものが，被

面接者にとっては面接者との協働作業の体験となることに注意しよう。だから，面接者が質問し問題状況を明確化していく態度には，社会的に常識的な物事の見方が示されていなければならない。これによって，被面接者は言語的なやりとりの中で，しかも言語的なものを超えて，社会観察の視点や態度というような容易には言葉に表しがたいものを学習する機会を得る。これは神経発達の生活臨床の技術においてかなり本質的なことだと考えている。被面接者を単なる治療対象としてだけ考えず，むしろ日常生活の主体として捉え，自ら社会的に受け入れられる問題解決を行っていくという目標に向けて，この主体が面接者から何を学習するのかということに注目する。

2．主体としての学習を支援する

　生活臨床的個人面接の目標は，生活を改善し向上させることだから，患者が社会から完全には孤立しないようにすることが大切である。そのためには，被面接者による学習は，社会とのつながりを回復し，あるいは維持するような方向での学習でなければならない。この目的のために，面接者は，被面接者に対して社会の側に，したがって一般常識の側に立つことが求められる。もしも精神療法であれば，被面接者の側に立つエージェントとして振る舞うかもしれないが，生活療法では，面接者は社会の側から派遣された外交官のように，社会秩序の側に立って，しかし被面接者の気分と利害を十分に尊重して，社会と被面接者の双方が妥協できる線を探り出していくというやり方をとらなければならない場合もある。これは特に，被面接者が社会秩序の側に適応する意図が乏しいときに顕著である。社会に適応したいと希望している相手に対しては，もう少し普通の精神療法に近くなる。その場合には，社会というものに対処する技術の先達として，社会的な「ものの見方」や「振る舞い方」のモデルを示すことが治療的になる。

　もちろん，面接者は，未来をイメージすることによって，問題解決の落

としどころを先に読み取っておく。そうでなければ、このように解決を導くことはできない。要するに、面接の構造そのものが暗黙にゴールを志向したトップダウン処理になっていなければならないのだ。あとは、被面接者にとって自然なストーリーを作って、解決を呈示するだけだ。

　解決の呈示は、どのような呈示によって被面接者が学習したときに、もっともよい効果が生活に表れてくるかを考慮する。統合失調症の生活臨床では、受動型・能動型・自己啓発型という区別によって、受動型・能動型では具体的・断定的に指示する。自己啓発型に対しては結論を出す手前でやめて、本人に判断させる。神経発達の生活臨床の技術でも原則としては同じである。このあたりの判断については、宮内の『分裂病と個人面接』を参照していただきたい [4]。

3. 生活臨床面接の実際

　具体的にイメージできるように、このような問答の様子を疑似症例的に呈示してみよう。これは筆者が経験した複数のケースを合成し、かつ細部に変更を加えて特定できないようにした架空の診察記録であることをお断りしておく。大学を中退したあと、デイケアからB型作業所を卒業して、障害者雇用で就労してまだ半年足らずという設定である。自分から生活を拡大しがちだが、迷わされることには弱く具体的な指示があることで安心するタイプを能動型というが、このケースは能動型と仮定しているので、具体的・断定的に対応している。

筆者：最近はいかがですか。

被面接者：なかなかうまくいきません。怒りをコントロールするにはどうしたらいいでしょうか。

筆者：最近、何か怒るようなことがあったのですか。

被面接者：職場の人に馬鹿にされたので怒鳴ってしまいました。

筆者：それでどうなりました？

被面接者：課長に呼び出されて叱られました。反省しています。でも，馬鹿にされたので……。

筆者：その相手は誰ですか。

被面接者：同僚です。

筆者：どんな人ですか。

被面接者：どんな人って……えーと……これって何を答えたらいいですか？

筆者：そうですね，例えば性格とか会社での立場とか。

被面接者：自分より 1 年先輩で，自分が何かするといちいち文句を言うんです。ああした方がよい，こうした方がよいって。

筆者：その人は，もしかして馬鹿にしてるんじゃなくて，あなたの世話をしているつもりなんじゃないですかねえ？

被面接者：ああ，そういう考え方をするんだったら，そうですね。だって，課長に私の世話をするように言われたといっていましたからね。でも，だからといって，そんなに文句ばかり言われたら嫌な気持ちになるじゃないですか。

筆者：まあ，そうでしょうね。どんな文句なんですか。

被面接者：シュレッダーにかける紙を入れる箱があるんですが，そこに入れるときは必ずクリップを外すように言われてたのに，ちょっと忘れていたので。そのぐらいのことは気がついたら自分でやっておいてくれたらいいと思うんですよ。

筆者：そうはいっても，相手は仮にも先輩ですからね。ところで，それ注意されたのは初めて？

被面接者：いえ，4 回目です。その前の日にも言われてて，あまりしつこいので腹が立って怒鳴ってしまったんです。

筆者：なるほど，わかりました。あなたは驚くかもしれないけど，それは，文句ではなくて指示です。普通の人というものは，指示に従わないことが 1 度ならともかく 4 回目にもなると，「おまえ舐めているのか」

と思ってカチンとくるものです。それで，だんだん口調もきつくなるのです。

被面接者：え，そうなんですか？

筆者：そうなんです。

被面接者：でも，腹が立つのはどうしたらいいでしょうか。感情をコントロールしたいんです。自分でも，喧嘩するのはよくないと思うので。

筆者：腹が立つのは仕方がないのです。人間は，合理的な理由でも，理不尽な理由でも腹が立つものです。感情はコントロールできないものなのです。

被面接者：だって，それじゃあ困るじゃないですか。

筆者：感情はコントロールできないから，行動をコントロールするということになっています。腹が立っても態度に出さなければ，それで済んでしまうわけです。ああ，自分は腹を立てたなと。その自分を向こうに立てておいて，ああ，○○さんが腹を立ててるぞと。そう客観的に見ると，こっちの自分の方はすーっと落ち着きます。それで，社会人らしい態度で，その場はとりあえず「はい」と言っておきましょう。

被面接者：はあ，なるほど。こんどやってみます。でも，いつも「はい」と言っていたら，自分が損するような気がしますけど。

筆者：あなたは，会社で認められたい，昇進したいと言っていましたね。

被面接者：はい。

筆者：それだったら，相手の指示を「はい，喜んで」といって受け入れると，あなたのポイントが上がります。勤め人というのは，ポイントゲームですから。そうやってポイントを稼ぐと得をします。指示に違反したり，怒鳴ったりすると減点ポイントです。そういうゲームだと思ってやってみてください。

被面接者：はあ……。

本人は，「怒りのコントロール」というテーマを持ってきたのだが，(1) 状況をよく聞くと，そもそも場面の社会的意味が把握されていない。一応その問題を解決して，(2) 次に，本来のテーマに戻っている。(3) さらに，そのあと社会的な振る舞いの損得の話をしている。これは，ちょっとやり過ぎかもしれない。知的にかなり高いケースでない限り，こんなふうに三つの課題を一度の面接で取り上げてしまうと消化不良になりやすい。そのことが予想されれば，このうち一つを取り上げて他は流す。おそらく，同じようなことを後日また繰り返すだろうから，そのときに別の面接で取り上げることができるだろう。

Ⅳ．神経発達の個人面接における態度の問題

前節で，個人面接での態度ということについて述べた。案外と，この点で苦労しておられる精神科の同僚の先生方が多いような気がするので，節を改めて詳述したい。

表1に，基本的な態度をまとめた。

1．基本的な態度について

①「入り込みすぎない態度」

距離を近く取らないということであるが，ASD の人は，知能が高くとも子どものような純心率直なところがあるので，つい子どもに対するように距離が近くなり，面接者が必要以上に馴れ馴れしい態度になってしまう場合がある。これはよくない。特に知能が比較的低い被面接者の場合には，日頃から世間に侮られていて敏感になっていることが多いので，とりわけ丁重な態度を崩さないことが大切である。もちろん，面接を重ねることで次第に関係がついてきてからであれば，面接の最初と最後を除いて，多少とも距離を詰めることは構わない。入り込まないと表面的になるのではないかと不安に思う面接者があるかもしれないが，神経発達の生活臨床

表1　基本的な態度

- 入り込みすぎない態度
- 親切で丁寧な態度
- 両方合わせると，ホテルのフロントや親切な郵便局の窓口程度の丁重さ
- 知的に遅れがある人や，自閉症度が高い人ほど，馴れ馴れしくせずに尊重の態度をはっきりと示す必要がある（こちらのシグナルが伝わりにくいので）。

- テンションは低めで始める。早口は絶対に避ける。感情表出は小さく。
- 面接はなるべく短く，大切なことは一度に一つしか言わない。
- 受け入れる態度，受け入れない態度，流す面接の区別をする。

- 変化を期待しない。生活を継続的に管理していくものと考える。
- 同じことの繰り返しや，非社会的言動に，うんざりすることに耐え続ける。
- 人間性にかかわる問題についての人間として自然な怒りを捨てる。

- いつも同じ調子で，同じような面接を繰り返していくことで，相手の自閉的な生活の一部になっていくことを目指す。そうやって，自閉の世界の中にある出島になっていく。
- 言い換えると，定期的な面接そのものが，ASD 者と社会の間の，細いつながりの回路になっている。
- 患者が社会を拒否する権利を認めながらも，社会の方は必ずしもあなたに対して完全拒否ではないのだと伝わることが，ASD 者への生活療法的個人面接の最小限の目標である。

の技術では表面的であることを基本とする。神田橋が精神療法面接の初期について言う「浅く，狭く，短く，軽く」と共通するところがあるかもしれない[1]。

　②「テンション低く，早口を避け，感情表出を小さく」

　一つには不必要に相手を揺さぶらないということでもある。また，一度に得られる情報量が多いと，ASD の人は頭の中の情報処理が追いつかないことがある。こういう振る舞い方が苦手な支援者に言うときは，誇張して「ハードボイルド小説にでてくる探偵のように」などと指示したりするが，もちろんそこまで極端な態度でなくてもよい。しかし，要件以外のことを極力言わないことは大切である。ASD の人は，大切な情報と，そうでない情報の区別が苦手なので，つい言ってしまったお愛想の方を憶えていて，面接の要点は抜けてしまうようなこともよくある。だから，一回の

面接では，一つか二つのことしか伝えることができないと考えた方がよい。余計なことを言ってしまったら，そのあと面接の要点をもう一度繰り返しておく。

③「受け入れる態度・受け入れない態度・流す態度」

共感して傾聴する面接ばかり練習してきた面接者にはすぐには難しいかもしれない。受け入れる態度はわかると思うが，受け入れない態度というのは，否定するとか拒否すると言うことでもない，「首を傾げる」，わからない，不可解だという態度である。また，すべての面接で受け入れたり受け入れなかったりするのでもない。今の治療課題と関係ない話題に対しては流す態度をとる。無関心ということでもない，「まあそれはわかった，ところで」ということだ。大局的な状況の動きからみて，いまここで無用のことは不問に付すことも必要なのだ。

そういうわけだから，例えば，「あなたはそう思うんですね」という一つの言葉であっても，三通りの態度に使い分けることができる。そのつもりで練習として一人芝居をして言い分けてみればすぐに得心がいくことと思う。もちろん，一対一の人間関係を構築することも難しいほど自閉症度が高い場合には，微妙な態度の違いを使い分けることはできない。その場合は，もっと率直にやる。

④「変化を期待しない」

治療なのにおかしいじゃないかと思うかもしれない。しかし，そうではない。発達障害そのものは治らない障害なので，これと付き合って生活の自己管理を促して，その時々の生活を少しでもよくすることが治療なのだ。ASD の人たちは，社会の中で「わたしたち」というポジションを取って，共感し共感されることができない病態をもっているから，非共感的なナチュラルな非社会性は本質的には変えることができない。例えば，「プレゼントが要らないものだったから腹が立った」というようなタイプの非社会性を直接的に修正しようとしてはならない。そういう人なんだということを，冷静によく観察することが大切だ。

　別の言い方をすると，単調でワンパターンな面接の積み重ねに，面接者は倦むことがないようにしなければならない。こちらがどう工夫しても，次回にはまた前回と同じことを言ってくるというパターンを一年中続ける患者がいる。このことは無意味ではない。面接に来てくれる以上は，このこと自体が相手にとって社会との一つのつながりになっているのだ。例えば，5年間にわたって2週間ごとに同じ問答を繰り返した挙げ句に，作業所に通い始めてくれたケースがある。簡単に意味がないと割り切ってしまわない方がよい。

　この社会との細々としたつながりというものは，「あなたは社会を拒否したいかもしれないが，社会の方は必ずしもあなたを拒否していない」というメッセージになっている。例えば，ここからさらに，デイケアや就労継続支援B型作業所などの集団への通所につながれば，この細々とした社会とのつながりをだいぶ補強することができるだろう。

2. 患者に実利のある面接

　以上，神経発達の生活臨床における個人面接の技術について，基本的な事柄を述べてみた。こういうような説明をすると，そのやり方でどうやって患者との間に共感的な関係を築けるのかわからないと言われることがある。それに対する答えは，共感はあってもよいし，なくてもよいと言うことだ。そもそも，共感というのは「スーツケースワード」[2]で，いろいろな内容が雑然と詰め込まれた言葉だ。「お前もそうなのか，俺もそうなんだ，同じ気持ちだな」というのも共感だが，そればかりが共感というわけではない。「なるほど，きみはそうなんだね，わたしは違うけど，まあそれはわかった」という共感があってもよい。ASDの個人面接では，前者は稀にしか起こらず，ほとんどは後者で乗り切っていく。

　そもそもASD者は，面接者の感情などには深い関心を寄せていない場合も少なくない。それよりも，実利のあることを学べるということが，面接者に対する信頼を生む。この人に話したら解決の見通しがついた，これ

ならできると思えた，端的に言って得をした，そういうことを積み重ねて
いくことで，患者に信頼されるようになっていくことを目指すのである。

　このほかにも，こうした人たちに対面したときに正常な社会がどう反応
するか知っておくということ，動機づけをマネジメントしていくこと，患
者自身が問題解決者としての自己像を持てるようにしていくことなど，い
くつか重要なことがある。また本稿では，患者に直接働きかける側面につ
いて主に述べたので，環境調整の側面については，ほとんど触れることが
できなかった。

　最後に一つだけ補足的な注意について述べる。もしも健康な面接者であ
れば ASD 者との面接で，多少とも不愉快な気分や寂しい気分になり，あ
るいは徒労感やいらだちを覚えるようなことが必ずある。このことを知っ
ておいて，そう感じる自分は正常であると考えるようにするとよい。た
だ，自分の中に生じる不快に，自分自身で注意を向けて気づいておくこと
が大切である。気づいて，それに囚われず，自在に動けるようにしておく
という意味で，面接者の方がマインドフルである必要があるともいえよ
う。そういう意味では，マインドフルネスは患者よりもむしろ支援者に必
要な技法であるかもしれない。

文献

1) 神田橋條治：精神療法面接のコツ. 岩崎学術出版, 東京, p.36, 1990.
2) マーヴィン・ミンスキー (竹林洋一訳)：ミンスキー博士の脳の探検 ― 常識・
　感情・自己とは. 共立出版, 東京, p.10, 2009.
3) マイケル・トマセロ (橋彌和秀訳)：ヒトはなぜ協力するのか. 勁草書房, p.13,
　東京, 2013.
4) 宮内勝：分裂病と個人面接 ― 生活臨床の新しい展開. 金剛出版, 東京, 1996.
5) 宮内勝：増補 精神科デイケアマニュアル. 金剛出版, 東京, 1997.
6) 太田昌孝, 永井洋子, 武藤直子編：認知発達治療の到達点 第 2 版. 日本文化科
　学社, 東京, 2015.
7) サミュエル・ボウルズ, ハーバート・ギンタス (竹澤正哲監訳)：協力する種
　― 制度と心の共進化. NTT 出版, 東京, p.69, 2017.

8) トーマス・ズデンドルフ（寺町朋子訳）：現実を生きるサル 空想を語るヒト ― 人間と動物をへだてる，たった2つの違い．白揚社，東京，2015.

9) ウタ・フリス（神尾陽子監訳，花園力訳）：ウタ・フリスの自閉症入門 ― その世界を理解するために．中央法規，東京，2012.

索 引

❿ ／ Ⓐ to Ⓩ

10分の工夫　71

ACT（Acceptance and Commitment Therapy）
→アクセプタンス&コミットメント・セラピー

ADIR（Autism Diagnostic Interview Revised）　210

ADOS（Autism Diagnostic Observation Schedule）　210

AQ（Autism-Spectrum Quotient）
→自閉症スペクトラム指数

ASDI　129

ASD型自己　173

CAARS　65

closed question　77

CRAFT（Community Reinforcement and Family Training）
→クラフト：コミュニティ強化と家族訓練

DAMP（Deficits in Attention, Motor control and Perception）　148

ELIZA効果　80

ESSENCE　143

Looping　76

MCP
→ミューチュアルコミュニケーションプログラム

MMPI　110

OCD
→強迫性障害

PARS（PDD-Autism Society Japan Rating Scales）
→日本自閉症協会広汎性発達障害評定尺度

PARS-TR　64,129

PBS（Positive Behavior Supports）
→ポジティブな行動支援

PFスタディ　52

QOL（Quality of Life）
→生活の質

Rephrasing　76

SDM（Shared Decision Making）
→意思決定の共有

Similarity Hypothesis　82

SPELL　62

SRS-A（Social Responsiveness Scale for Adults）
→対人応答性尺度成人版

SSRI（選択式セロトニン再取り込み阻害薬）　25,186

SST　220,223

SUD（Subjective Unit of Disturbance）
→主観的障害単位尺度

ToM（Theory of Mind）
→心の理論

WAIS　52,64,91,110,129,213

あ

アクセプタンス&コミットメント・
セラピー（ACT）　243

アスペルガー症候群　2,10,14,183

アトモキセチン　66,116,121

アリピプラゾール　25,112

あるべき暮らし　244

意思決定の共有（SDM）　121,156

依存　164

居場所　42,93

イマジネーションの障害　164,223

陰性感情　25,41

うつ病　53,105,164,166,167

臺式簡易精神機能検査（UBOM）
129

恨み　17,220,222,226,232

エコプラキシア　128

得手不得手　197

大人の療育　207

オモテとウラ　40

終わりのなさ　70

か

解説者　202

解離症　53

学習障害　27,69

確定診断　8,54,103,107,110,115,116,
206

重ね着症候群　105

カサンドラ症候群　131

過剰訓練タイプ　190

過剰診断　143,166,192

過剰適応　125,132

過量服薬　166,180

家族　8,11,23,32,48,52,55,61,64,66,82,
92,104,107,127,130,151,211,215,225,
247

カタトニア　26,176

カタルシス　224,227

合併症　69,115

感覚過敏　46,164,180,223

感覚刺激　63,148

環境調整　44,116,158

患者の呼び方　67

鑑別診断　52,117,156,165,184

記憶想起現象　175

聞き方　34

基本的な態度　257

逆耐性現象　18

キャンセル　68

境界知能　91,164,167

共感　27,63,77

強迫症　53,185

強迫性障害　165

限局性学習症　47

拒食症　165

緊張　30,33,38,39,41,42,51,55,126,176,
180

グアンファシン　116,121

クエチアピン　112

クラフト：コミュニティ強化と家族
訓練（CRAFT）　247

グレーゾーン　9,48,199

傾聴　24,127,177,230,259

ケースフォーミュレーション　160

限界　68,73,232

限界設定　116

幻覚　174

幻聴　58,157,164

後遺症　238

格子型人間　178

高次脳機能障害　24,75

甲状腺機能亢進症／低下症　167

構造化　56,116

合理的配慮　134

告知　10,54,198

心の理論（ToM）　79

こだわり保存の法則　16

言葉のキャッチボール　34

コミュニケーションの障害　89,163,223

孤立型　12

さ

サイコドラマ　220

自己啓発型　14,22,254

自己理解　66,158

支持的精神療法　29

自主性過尊重タイプ　190

シゾイド・パーソナリティ障害　187

支配観念　186

自分取り扱い説明書　56

自閉症スペクトラム指数（AQ）52,65,110,129

自明性の喪失　107,177

社会性の障害　44,147,163,223

社会的動機づけ仮説（social motivation theory）　236

社会的人間　250

就労　18,57,62,82,93,135,138,216,220,226,231,242,254

主観的障害単位尺度（SUD）　121

受動型　12,22,237,254

趣味　15,37,128,150,179,212,237,242

障害者雇用　132,134,227,254

障害者手帳　216,232

障害年金　21,68,125,200,216

状況依存性うつ　154,166

書字障害　95

触覚過敏　148

自立　18,130,238,245

自立支援医療　125

自律神経失調症状　95

シングルフォーカス　148

神経発達の異常　182

身体表現性障害　165

診断書　68,126,199,232

診断フォーミュレーション　161

診断見逃し　192

人物画　52

心理的発達の異常　182

睡眠時無呼吸症　167

スキゾイド・パーソナリティ・ディスオーダー　9

スキゾタイパル・パーソナリティ・ディスオーダー　9

好きな暮らし　243

生活の質（QOL）　61,93

生活臨床　13,248

精神行動特性　170

精神障害者保健福祉手帳　125

選定療養　71

双極性障害　165,166

266

た

対称性バイアス　80

対人応答性尺度成人版（SRS-A）
52

タイムスリップ現象　131,175

助けてもらう人生　206

脱抑制型愛着障害　167

建前と本音　20

炭酸リチウム　112

短時間精神療法　115

遅刻　68,217

チック症　47

知的障害　46,67,70,75,143,155,157,
164,165,167,206,239

治癒　61,70,191

中枢性統合　146

治療ターゲット　158

治療歴　127

注意資源　84

通院精神療法　115

疲れやすさ　28

筒抜け現象　137

適応障害　195

動機づけ面接　19,244

統合失調症　10,53,105,164,186

東大式エゴグラム（TEG）　129

投薬　25

得意・不得意　37,92

特性特異的教育タイプ　190

トップダウン処理　249

トンネルビジョン　148

鈍麻　164,166

な

内因性うつ　166,195

ナルコレプシー　167

似合う暮らし　245

日本自閉症協会広汎性発達障害評定
尺度（PARS）　52

認知行動療法（CBT）　150

認知バイアス　80

能動型　22,254

能動−奇異型　12

は

パーソナリティ障害　53,105,165

パーソナルスペース　147

パートナー　130,225

バウムテスト　129

曝露　18

パターナリスティック　65

発達性協調運動症　47

発達性協調運動障害　69

発達の凸凹　12,200

話し方　34,67

パロキセチン　112

反応性愛着障害　165

反復　76

被害関係妄想　186

引きこもり　104,137,206,229,247

疲労　241

不安症　53

服　17,49,95,148,164

負のスパイラル理論　221,229

フラッシュバック　131

フルフェナジン　26

フルボキサミン　112
プロブレムリスト　156
併発症　212
ペルフェナジン　113
ペロスピロン　112
ベンゾジアゼピン　26
放任タイプ　190
ポジティブな行動支援（PBS）　75
ボトムアップ処理　249

ま

マインドフルネス　76,84,149,261
マインド・リーディング　186
マスク　128
ミアンセリン　112
診立て　53,155
三つ組みの障害　163
ミューチュアルコミュニケーション
プログラム　220
メチルフェニデート　66,116,121
妄想　174
森田療法　15,17

や

やりがい　23,242,245
優格観念　186
夢　226
よい暮らし　243
抑うつ　11,178

ら

理解者　96
リストカット　166
リスペリドン　25,112
理念への傾倒　239
療育　62,89,93,104,207
両価性　187
臨床的配慮　29
レーズンのエクササイズ　84,85
ロールシャッハ　110
ロールの単極化　230

◆編者紹介

中村　敬（なかむら けい）

1982年，東京慈恵会医科大学卒業。直ちに精神医学講座に入局し，主として森田療法に携わる。現在，東京慈恵会医科大学附属第三病院長，同大学森田療法センター長，精神医学講座教授。日本森田療法学会理事長として，森田療法の国際化，外来治療における技法の開発，うつ病に対する森田療法の応用などに努めている。

本田　秀夫（ほんだ ひでお）

信州大学医学部子どものこころの発達医学教室教授。精神科医。1964年大阪府生まれ。1988年東京大学医学部医学科卒業。横浜市総合リハビリテーションセンター，山梨県立こころの発達総合支援センター等勤務を経て，現在に至る。

吉川　徹（よしかわ とおる）

愛知県医療療育総合センター中央病院。精神科医。1998年名古屋大学医学部医学科卒業。愛知県立城山病院（現・愛知県精神医療センター），名古屋大学医学部附属病院親と子どもの心療科を経て，現在に至る。

米田　衆介（よねだ しゅうすけ）

明神下診療所所長。精神科医。1963年東京都生まれ。1993年山梨医科大学医学部医学科卒業。東京大学医学部附属病院精神神経科，東京都立松沢病院，東京都精神医学綜合研究所兼務研究員等を経て，現在に至る。

日常診療における成人発達障害の支援
10分間で何ができるか

2020 年 3 月 16 日　初版第 1 刷発行

編　　者　中村　敬，本田　秀夫，吉川　徹，米田　衆介
発 行 者　石　澤　雄　司
発 行 所　株式会社　星　和　書　店
　　　　　〒168-0074　東京都杉並区上高井戸 1-2-5
　　　　　電話　03（3329）0031（営業部）／ 03（3329）0033（編集部）
　　　　　FAX　03（5374）7186（営業部）／ 03（5374）7185（編集部）
　　　　　http://www.seiwa-pb.co.jp

印刷・製本　中央精版印刷株式会社

日常診療における精神療法：
10分間で何ができるか

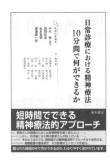

〈　編　〉中村　敬

〈座談会〉中村　敬，　西岡和郎
　　　　　松本晃明，　渡邊衡一郎

〈執筆者〉渡邉博幸，　肥田裕久，　鈴木映二
　　　　　菊地俊暁，　中村　敬，　中尾智博
　　　　　仁木啓介，　野間俊一，　岡田　俊
　　　　　林　公輔，　山寺　亘，　椎名明大
　　　　　林　直樹，　今村　明，　塩路理恵子

A 5 判　256p　定価：本体 2,200円＋税

うつ病診療における精神療法：
10分間で何ができるか

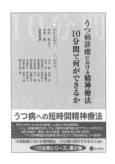

〈　編　〉中村　敬

〈座談会〉中村　敬，　天笠　崇，　須賀英道

〈執筆者〉中村　敬，　井原　裕，　天笠　崇
　　　　　近藤真前，　傳田健三，　新村秀人
　　　　　須賀英道，　大野　裕，　菊地俊暁
　　　　　神人　蘭，　岡本泰昌，　的場文子
　　　　　米田衆介，　平田亮人，　岡島由佳
　　　　　岩波　明，　樋之口潤一郎

A 5 判　248p　定価：本体 2,200円＋税

発行：星和書店　http://www.seiwa-pb.co.jp